8/13

D1452865

Plantas beneficiosas y descontaminantes

Rachel Frély

Plantas beneficiosas y descontaminantes

Para la salud y el medio ambiente

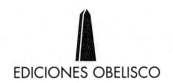

EDICIONES OBELISCO

Si este libro le ha interesado y desea que le mantengamos informado de nuestras publicaciones, escríbanos indicándonos qué temas son de su interés (Astrología, Autoayuda, Ciencias Ocultas, Artes Marciales, Naturismo, Espiritualidad, Tradición...) y gustosamente le complaceremos.

Puede consultar nuestro catálogo en www.edicionesobelisco.com

Los editores no han comprobado la eficacia ni el resultado de las recetas, productos, fórmulas técnicas, ejercicios o similares contenidos en este libro. No asumen, por lo tanto, responsabilidad alguna en cuanto a su utilización ni realizan asesoramiento al respecto.

Colección Salud y Vida natural
PLANTAS BENEFICIOSAS Y DESCONTAMINANTES
Rachel Frély

1.ª edición: marzo de 2013

Título original: *Les plantes bénéfiques et dépolluantes*

Traducción: *M.ª Antonia de Miquel*
Maquetación: *Natàlia Campillo*
Corrección: *M.ª Ángeles Olivera*
Diseño de cubierta: *Enrique Iborra*

© 2011, Editions Dangles, groupe Piktos
(Reservados todos los derechos)
© 2013, Ediciones Obelisco, S. L.
(Reservados los derechos para la presente edición)
Todas las fotografías que se encuentran al final de esta obra son gentileza de
la Agencia Holandesa de las Flores, excepto la areca o palmera de areca y el asiento
de suegra, que proceden de Fotolia, y Dieffenbachia y la kentia, de Depositphotos.

Edita: Ediciones Obelisco, S. L.
Pere IV, 78 (Edif. Pedro IV) 3.ª planta, 5.ª puerta
08005 Barcelona - España
Tel. 93 309 85 25 - Fax 93 309 85 23
E-mail: info@edicionesobelisco.com

Paracas, 59 C1275AFA Buenos Aires - Argentina
Tel. (541-14) 305 06 33 - Fax: (541-14) 304 78 20

ISBN: 978-84-9777-931-9
Depósito Legal: B-4.535-2013

Printed in Spain

Impreso en España en los talleres gráficos de Romanyà/Valls, S. A.
Verdaguer, 1 - 08786 Capellades (Barcelona)

Nota del editor

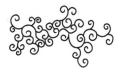

A lo largo de la obra, el lector encontrará repetidas referencias al gobierno y la legislación francesa, así como pioneros estudios relativos a la contaminación, el medio ambiente y la calidad del aire en ese país. Debido a la nacionalidad de la autora, Rachel Frély se centra en los resultados obtenidos en su país de residencia, Francia. No obstante, los resultados de los estudios pueden ser extrapolables a poblaciones con características equivalentes, independientemente del país en el que se encuentren.

Introducción

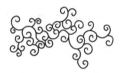

Hoy en día está admitido que la calidad del aire exterior y, más recientemente, la del aire interior son un factor determinante para nuestra salud y nuestra calidad de vida.

El modo de vida contemporáneo (sobre todo el de los que viven en ciudades) nos lleva a permanecer la mayor parte del tiempo en espacios cerrados. Este hecho representa una media de dieciséis horas diarias, es decir, dos tercios del día (ya sea en casa, en la oficina, en los establecimientos comerciales, en la escuela, en los transportes, etcétera).

Sabemos que el aire exterior está contaminado (ozono, óxidos de nitrógeno, partículas finas líquidas o sólidas, dióxido de azufre, etcétera). Ahora bien, respiramos un promedio de 15.000 litros de aire por día. Se estima que en todo el mundo mueren de manera prematura tres millones de personas al año por culpa de la contaminación atmosférica.

Cada año, el Ministerio del Agricultura, Alimentación y Medio Ambiente hace un balance de la calidad del aire exterior. De hecho, las principales sustancias contaminantes son controladas por organismos de vigilancia de la calidad del aire. Estos organismos autorizados por el Ministerio del Medio Ambiente en Francia, por ejemplo, son esencialmente asociaciones sin ánimo de lucro creadas de acuerdo con la ley 1901. Existen aproximadamente unas cuarenta asociaciones que se encargan de controlar la calidad del aire.

La Agencia del Medio Ambiente y del Control de la Energía (Ademe, por su acrónimo en francés) se ocupa en Francia de la coordinación técnica de la vigilancia de la calidad del aire. Los organismos de vigilancia informan de modo permanente a la población sobre la calidad del aire (índice Atmo) y sobre los niveles más recientes de concentración de sustancias contaminantes en la atmósfera. Se ocupa, en especial, de informar a los prefectos (responsables administrativos de cada división territorial francesa) de manera que en caso de contaminación grave puedan tomar, con conocimiento de causa, las medidas necesarias.

Buld'air

La página de internet de Buld'air (http://buldair.org) proporciona información sobre el índice Atmo (se trata de un indicador global de la calidad atmosférica que informa sobre la calidad del aire basada en las concentraciones detectadas de los cuatro contaminantes principales: dióxido de nitrógeno, ozono, dióxido de azufre y partículas en suspensión de tamaño inferior a 10 micras). Esta página proporciona datos sobre los procedimientos de alerta, al mismo tiempo que facilita una relación de las asociaciones autorizadas para controlar la calidad atmosférica.

Prev'air

El sistema de previsión Prev'air, puesto en marcha en Francia por el Instituto Nacional del Medio Ambiente Industrial y de los Riesgos (Ineris, por su acrónimo en francés) complementa las redes de vigilancia de la calidad atmosférica. Tiene como objetivo prever los picos cotidianos de contaminación y alimentar una base de datos de simulación. Las previsiones y las observaciones de la calidad del aire en Francia y en Europa están disponibles en la siguiente página web: http://prevair.ineris.fr (información disponible en francés y en inglés).

Organismos que controlan la calidad del aire en España

Todos los países pertenecientes a la Unión Europea se han comprometido a seguir una regulación con respecto a la reducción de los contaminantes vertidos a la atmósfera para proteger tanto la salud humana como los efectos perniciosos que éstos pueden causar en el medio ambiente. España, al pertenecer a este organismo, está obligada a cumplir ciertas normativas. En este sentido, la Directiva 2001/81/CE de 23 de octubre de 2001 obliga a los países miembros, entre ellos nuestro país, a reducir las emisiones de determinados contaminantes atmosféricos, al tiempo que se avanza para no superar los niveles de contaminantes con el fin de proteger a la población de los riesgos que supone la contaminación atmosférica para su salud.

El programa Aire puro para Europa intenta luchar contra la contaminación atmosférica y sus efectos perniciosos. Con este programa se intenta evaluar la aplicación de las directivas con respecto a la calidad del aire de los estados miembros. Sin embargo, para cumplir los techos de emisiones, la directiva obliga a los estados a que elaboren programas de reducción progresiva de las emisiones. En este sentido, España ha creado el II Programa Nacional de Reducción de Emisiones (resolución del 14 de enero de 2008). En nuestro país, aunque desde el Ministerio de Agricultura, Alimentación y Medio ambiente se emprenden algunas acciones para evitar y combatir la contaminación, cabe destacar que este punto es competencia de las diversas comunidades autónomas y de distintas redes locales.

Si se desea profundizar en la normativa o en otros aspectos relacionados con España, se puede consultar la bibliografía y las páginas de Internet que se muestran al final del libro.

Pero, por extraño que pueda parecer, el aire interior de nuestras viviendas está entre diez y cien veces más contaminado que la atmósfera exterior

Mientras que se reconoce la contaminación procedente de los tubos de escape, de las fábricas y de otras fuentes exteriores, la interior no se ha estudiado en la misma medida que la exterior, cuando está demostrado que es igualmente peligrosa para la salud.

En el interior, a lo largo de los años, se han ido desarrollando numerosos contaminantes, debido al aislamiento cada vez más eficaz de las viviendas, al hábito de calentarlas en exceso y también a lo encerrados que acostumbramos a vivir.

Algunas personas no ventilan suficientemente su vivienda, o no lo hacen en absoluto. Y, al contrario de lo que se suele pensar, está comprobado que un piso bien aireado en plena ciudad está menos contaminado que una casa mal aireada en el campo.

Si tu vivienda no se ventila lo suficiente (al menos diez o quince minutos al día), los contaminantes tenderán a acumularse, en particular durante el período invernal, cuando se abren menos las ventanas.

Desde hace algunas décadas, cada vez utilizamos más productos de limpieza, de mantenimiento y cosméticos cuya composición química es a menudo muy tóxica. El empleo regular de productos sintéticos, ya sea para la construcción, la decoración, el mobiliario o el bricolaje, provoca, asimismo, la liberación de compuestos químicos en el aire.

Los análisis de la atmósfera interior revelan centenares de sustancias contaminantes diferentes. La toxicidad de este cóctel químico es difícil de analizar, ya que depende de las dosis y de cuánto tiempo hayamos estado expuestos a ellas. La mayoría de estos productos químicos pertenecen a la gran familia de los compuestos orgánicos volátiles (COV). Estos últimos a menudo están más concentrados en el interior que en el exterior.

Las fuentes de contaminantes son múltiples: tabaquismo, aparatos de calefacción y de combustión, materiales de construcción, mobiliario y decoración (colas, pinturas, barnices, aislantes, lacas, etcétera), productos de mantenimiento y de limpieza, productos cosméticos y de higiene (desodorantes fabricados con productos de síntesis, velas o esmalte de uñas, por ejemplo).

Los contaminantes biológicos (bacterias, virus, alérgenos, hongos) y fitoquímicos (monóxido de carbono, compuestos orgánicos volátiles –COV– o semivolátiles como los biocidas o los ftalatos, entre otros) se encuentran en concentraciones más o menos importantes en la atmósfera interior de nuestras viviendas, en los establecimientos comerciales, en los lugares públicos, en las escuelas o en las oficinas.

Por desgracia, la regulación europea no suele ocuparse de la contaminación atmosférica en el interior de las viviendas. Sólo el amianto, el plomo y el radón (contaminantes de gran relevancia para la salud pública) están realmente sujetos a una regulación específica.

Las principales fuentes de contaminantes

➠ El principal responsable de la contaminación es el propio edificio. Los materiales de construcción, como las espumas aislantes, el amianto, los revestimientos de aglomerado, las pinturas o las maderas tratadas, entre otros, se descomponen lentamente bajo la acción conjunta de la humedad, el calor y los microorganismos, liberando así en el aire sustancias químicas, a menudo sin saberlo, durante varios años.

Otros contaminantes presentes en los materiales de construcción que se pueden citar son: contrachapado, madera tratada, corcho reciclado, poliestireno, materiales plásticos (PVC, poliuretano, polietileno) o colas (colas acrílicas y vinílicas, neopreno, etcétera).

➠ Por lo que se refiere al mobiliario y la decoración, hay que destacar los muebles de aglomerado o de madera tratada, determinadas lacas y pinturas, pavimentos y revestimientos murales (papeles pintados, moquetas o colas, entre otros).

➠ Los aparatos de calefacción y de generación de agua caliente.

➠ Los productos de limpieza y de mantenimiento o determinados cosméticos contienen disolventes, alcoholes o incluso agentes conservantes, entre otras cosas.

➠ En la oficina: la impresora, la fotocopiadora, el ordenador, los rotuladores, los marcadores, etcétera.

➠ Los aparatos que contienen un retardador de llama: una sustancia química que se añade a los materiales durante el proceso de fabricación con el fin de reducir el riesgo de que el producto acabado arda.

➠ En cuanto al humo de los cigarrillos, es un contaminante extremadamente peligroso. Hoy en día se conocen muy bien sus efectos sobre la salud (que dependen de la duración y de la intensidad de la exposición al humo) de los fumadores y los no fumadores: cáncer, enfermedades cardiovasculares, asma, alergias, etcétera. Sabemos bien cuál es el efecto del tabaquismo pasivo (que sufren las personas no fumadoras). En febrero de 2008, la Unión Internacional Contra el Cáncer (UICC) lanzó una campaña para proteger mejor a los niños contra el tabaquismo pasivo. El objetivo de esta campaña era promover un comportamiento responsable por parte de los fumadores en los espacios cerrados, como en casa o en los vehículos, sobre todo en presencia de niños o de mujeres embarazadas.

El impacto sobre nuestra salud

Los profesionales de la sanidad reconocen que la calidad del aire que respiramos es un factor determinante en el aumento de la frecuencia de las alergias, de las irritaciones de las vías respiratorias y de diversas patologías crónicas. En efecto, los contaminantes que se hallan en el interior de las viviendas pueden ejercer un impacto más o menos grave sobre nuestra salud. Pueden generar o agravar ciertos trastornos o enfermedades (fatiga, cefaleas, problemas respiratorios, insomnios, irritaciones, etcétera) o incluso generar patologías más graves a largo plazo (ciertos tipos de cáncer, trastornos endocrinos o enfermedades cardiovasculares, por ejemplo). Numerosas sustancias químicas que respiramos a diario en nuestro hogar podrían actuar de manera directa sobre nuestro sistema endocrino.

Transforma tu interior en un verdadero jardín

Así pues, es absolutamente necesario disminuir la concentración de contaminantes en la atmósfera interior. Hay que depurar el aire adoptando hábitos de sentido común para limitar las fuentes de contaminantes. Por este motivo, la *green attitude* («actitud verde») gana adeptos y condiciona de forma creciente nuestros hábitos cotidianos. ¿Qué hay más natural hoy que poner algo verde en nuestra vida? Las plantas de interior del siglo XXI son un oasis. Pero no hemos inventado nada. Desde siempre se ha solido decorar los interiores con flores y plantas verdes. Las plantas de interior ya existían en la Antigüedad. En las ruinas de Pompeya se ha podido constatar que en aquella época ya las había.

No obstante, más allá del aspecto estético, las plantas son verdaderas fábricas descontaminantes. Algunas de ellas permiten depurar la contaminación en casa o en la oficina, aunque no todo el mundo admite sus propiedades descontaminantes. El sector médico, y en particular los alergólogos, aún es reticente a esta nueva tendencia. Pero por suerte no todo el mundo piensa igual. Los estudios sobre la biodepuración del aire interior muestran que las plantas descontaminantes tienen un efecto positivo sobre factores como la humedad, las partículas en suspensión o incluso la calidad del olor. Determinadas plantas tienen el poder de depurar y descontaminar el aire de manera eficaz, y sobre todo de absorber las ondas electromagnéticas que emiten los aparatos eléctricos. Tienen un efecto psicológico beneficioso, pero también resultan útiles para humidificar la atmósfera de nuestras viviendas.

Así pues, hoy en día hemos tomado conciencia de que las plantas no son tan sólo decorativas. Los investigadores han demostrado la función depurativa de diversas plantas en lo que se refiere a los contaminantes disueltos en el aire. En este caso, las plantas no tan sólo absorben los contaminantes, sino que también llevan a cabo un verdadero tratamiento. Una planta descontaminante es una planta que, gracias a su metabolismo, permite reducir la cantidad de contaminantes interiores como el benceno, el monóxido de carbono, el amoníaco, el formaldehído, el tolueno, el tricloroetileno, el xileno, el estireno y otros COV.

Determinadas plantas de interior, como la hiedra (*Hedera hélix*) o el ficus (*Ficus benjamina*) tienen una notable capacidad para eliminar determinados contaminantes habituales. En cuanto al potos (*Scindapsus aureus*) y al filodendro (*Pilodendron sp.*), al parecer eliminan más del 80 % del formaldehído de una estancia. Descubrimientos recientes demuestran que determinadas plantas de flor, como la gerbera o el crisantemo, son del mismo modo eficaces para purificar el aire interior.

Pero tan sólo una planta sana puede tener una acción descontaminante eficaz. Es un ser vivo como nosotros. Tiene necesidad de agua y de aire exactamente como nosotros. Un mantenimiento regular (riego, cambio de tiesto, prevención de las enfermedades y los parásitos, etcétera) es, pues, primordial.

Algunos centros de jardinería ofrecen packs de plantas descontaminantes. Algunos de ellos tienen disponible un pack de cuatro plantas descontaminantes: una areca, una drácena, una palmera enana y un ficus Golden King. Estas cuatro plantas pueden alcanzar una altura de entre 1,20 y 1,30 metros de altura con un diámetro de tiesto de 20 a 25 centímetros. Este pack de plantas descontaminantes cuesta alrededor de 194 euros.

Veremos a continuación una selección (no exhaustiva) de las plantas descontaminantes que purifican el aire interior. El objetivo de esta obra es ayudarte a elegir bien las plantas descontaminantes en función de tus necesidades. Esta guía te enseñará cómo reconocerlas y cómo cuidarlas, así como a saber su utilidad exacta y dónde colocarlas para que tengan la mayor eficacia posible. Las plantas han demostrado ser aliados muy valiosos para deshacerse de los compuestos tóxicos que emiten las pinturas, los disolventes, los barnices, las colas, los productos de mantenimiento y limpieza, el humo de los cigarrillos, la calefacción y la generación de agua caliente, etcétera.

¿Cómo purifican el aire las plantas?

En una primera etapa para purificar la atmósfera, las plantas convierten el anhídrido carbónico en oxígeno gracias al proceso de fotosíntesis. Es un proceso bioquímico que permite a las plantas, gracias a la energía aportada por los rayos del sol, transformar el agua y el anhídrido carbónico.

Luego, éstas transpiran y aumentan la higrometría, con lo que mejora la calidad del aire. Al transpirar, las plantas desprenden vapor de agua, gracias al cual mejoran los niveles de humedad y purificación del aire.

Los contaminantes del aire son absorbidos por las hojas, los tallos y el tronco gracias a los estomas (unos orificios situados sobre todo en la epidermis foliar de los vegetales que sirven para la respiración, la fotosíntesis y la regulación hídrica), que regulan la transpiración de la planta.

Captan (en particular a través del follaje) los productos tóxicos y volátiles que las rodean. Tienen la capacidad de eliminar ciertas sustancias químicas o de almacenarlas en sus tejidos.

A continuación, los microorganismos que viven en las raíces transforman los contaminantes en nutrientes. De hecho, algunos contaminantes, una vez disueltos en el agua de la tierra, son absorbidos por las raíces de la planta.

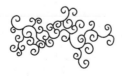

1

Estudios e investigaciones
para mejorar el aire que respiramos

Numerosos estudios se han ocupado de los efectos perniciosos que la contaminación del aire exterior tiene sobre nuestra salud. En efecto, hace más de cuarenta años que la calidad del aire exterior es objeto de estudio. Pero la calidad del aire interior sólo ha sido objeto de atención desde hace unos pocos años. Sin embargo, si pensamos en los espacios cerrados (viviendas, oficinas, escuelas, establecimientos comerciales, vehículos o transportes públicos, entre otros), una persona por lo general permanece entre el 70 y el 80 % de su tiempo en el interior. Por suerte nos hemos dado cuenta de que el aire interior estaba más contaminado que el exterior. Y ya se han iniciado diversos estudios para conocer mejor esos contaminantes que a menudo se encuentran en grandes concentraciones en los interiores.

El estudio Erpurs

El estudio Erpurs (evaluación de los riesgos de la contaminación urbana sobre la salud) analizó las relaciones a corto plazo entre contaminación atmosférica y salud durante el período 1991-1995. Publicados en 1997, los resultados de este estudio epidemiológico pusieron de manifiesto la relación entre los niveles medios de contaminación observados habitualmente en París y el aumento de las hospitalizaciones, de las visitas médicas a domicilio, de las urgencias pediátricas, de las bajas laborales y de la mortalidad.

En la zona estudiada por Erpurs, la contaminación está relacionada sobre todo con los transportes, que son la principal fuente de emisión de los óxidos de nitrógeno (denominados colectivamente NOx), de los compuestos orgánicos volátiles (COV) y del monóxido de carbono (CO). Además de su programa permanente de vigilancia en la región de Île-de-France, Erpurs realiza otros trabajos encaminados a mejorar el conocimiento de los vínculos existentes entre la contaminación atmosférica y la salud.

El índice Atmo: información y previsión

El índice Atmo se calcula cada día en cerca de sesenta aglomeraciones de más de 100.000 habitantes en Francia. Es un indicador global de la calidad del aire que permite suministrar una información sobre la calidad del aire basada en las concentraciones detectadas de los cuatro contaminantes principales: el dióxido de nitrógeno, el ozono, el dióxido de azufre y las partículas en suspensión (PM) de tamaño inferior a 10 micras.

Este índice fluctúa entre el 1 (excelente calidad) y el 10 (muy mala calidad).

Este índice se hace público sobre todo a través de la televisión o de paneles de anuncio exteriores, en particular en las grandes ciudades como París, Lyon o Marsella. Su difusión puede complementarse en tiempo real con datos cartográficos.

Para las ciudades con menos de 100.000 habitantes, existe el índice de calidad del aire (IQA, por sus siglas en francés), que permite saber la cantidad de contaminantes atmosféricos presentes en el aire de algunas regiones. Este índice de calidad se basa en tres resultados: bueno, aceptable y malo.

Pero, ¿qué sucede en el interior de nuestros hogares, escuelas, oficinas y establecimientos comerciales? Debido a las pinturas, las colas, los barnices, las lacas, los cigarrillos, los productos de limpieza o los desodorantes, entre otros, los interiores tienen unos niveles de contaminación superiores a los del exterior. Pero hay que destacar que existen soluciones sencillas: ventilar de manera regular; evitar el exceso de calefacción; comprobar los sistemas de ventilación, los aparatos de calefacción y de generación de agua caliente; utilizar materiales de construcción ecológicos respetuosos con el medio ambiente y rodearse de plantas descontaminantes.

Conviene saber

En Francia, el Ministerio de la Ecología y del Desarrollo sostenible es responsable de poner en práctica la política nacional de vigilancia, prevención e información acerca del aire. Para ello se sirve de un conjunto de asociaciones autorizadas, de la Agencia del medio ambiente y del control de la energía (Ademe) y del Laboratorio central de vigilancia de la calidad del aire (LCVSQA, por sus siglas en francés).

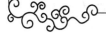

El programa Phyt'air en Francia

El programa Phyt'air es un programa francés de investigación que se centra en la posibilidad de purificar el aire en el interior de los edificios a través de las plantas, y estudia su capacidad de bioindicación de la calidad del aire interior.

Desde 2001, la facultad de farmacia de Lille, el Centro científico y técnico de la construcción (CTSB, por sus siglas en francés) de Nantes y la asociación Plant'airpur de Angers (*véase* Plant'airpur en pág. 38) llevan a cabo un estudio.

El programa Phyt'air estableció un protocolo de análisis que permitía calificar las plantas en relación a su capacidad para purificar la atmósfera ambiente. Este estudio busca un método para servirse de determinadas plantas llamadas descontaminantes como bioindicador.

La primera fase de este programa se centra principalmente en tres plantas:

➠ la cinta o lazo de amor (*Chlorophytum comosum*);

➠ el potos (*Scindapsus aureus*);

➠ la drácena (*Dracaena marginata*).

Los tres contaminantes principales estudiados en este programa son: el formaldehído, el benceno y el monóxido de carbono. Mayoritarios en nuestras viviendas, estos contaminantes han demostrado ser nocivos para la salud.

Para diferenciar el papel de cada una en los fenómenos de depuración se experimentó con seis modelos de exposición: plantas sin tierra ni microorganismos / macetas con tierra, raíces y microorganismos / tierra esterilizada / plantas con tierra, raíces y microorganismos / plantas únicamente con hojas / tierra y microorganismos.

Al principio, todas las plantas se expusieron a los contaminantes en recintos cerrados de cristal equipados para medir y seguir la evolución de la concentración de contaminantes.

La primera fase del programa Phyt'air

Las pruebas de la primera fase de este programa confirmaron, en 2007, que las plantas purifican el aire en los espacios cerrados. Se vio también que la categoría «plantas con suelo, raíces y microorganismo» es la más eficaz para purificar el aire.

Los investigadores asimismo demostraron que los resultados difieren según las plantas y los contaminantes. Por ejemplo, el formaldehído se elimina con más rapidez que el tolueno o el monóxido de carbono.

Se están desarrollando otros estudios para conocer mejor las capacidades depuradoras de otras plantas.

La segunda fase del programa Phyt'Air

La segunda fase de este programa (2007-2009) amplió sus competencias al asociarse al Laboratorio de fisicoquímica de los procesos de combustión y de la atmósfera. Este último dispone de tecnología suplementaria, en especial en lo que se refiere a la inyección y a la dosificación de contaminantes de forma continua a dosis bajas. Esta segunda fase consistía en exponer a los vegetales, de manera única y continuada, con la finalidad de estudiar la depuración del benceno, del formaldehído y del monóxido de carbono. Se confirmaron las capacidades purificadoras de determinadas plantas, pero también se estudió el papel del suelo.

Parece que la luz no es un factor relevante para los resultados de la purificación. En cambio, la densidad del follaje y la humedad parecen influir sobre los resultados observados.

El Laboratorio de fisicoquímica de los procesos de combustión y de la atmósfera

Creado por el profesor Michel Lucquin, el 1 de julio de 2001, este laboratorio cumplió 50 años. Se instaló en 1960 en los locales del instituto de química de la facultad de ciencias de Lille. Al principio, su actividad de investigación se centraba en el estudio de la oxidación y de la autoinflamación de los hidrocarburos.

En 1965-1966, el laboratorio se trasladó al campus de la Ciudad científica.

La tercera fase del programa Phyt'air

Esta tercera fase del programa tiene como objetivo ir abandonando poco a poco las condiciones de laboratorio para aproximarse lo máximo posible a las de nuestro modo de vida cotidiano. Esto permitiría tener en cuenta ciertos parámetros que por el momento no se han contemplado, como la circulación del aire, la influencia de la ventilación, las condiciones de exposición o las dosis utilizadas, entre otras cosas. Hay tres fases de estudio en marcha: investigación de las condiciones de estandarización de los cultivos, exposición de los vegetales y, por último, considerar el acondicionamiento y la utilización de las plantas *in situ*. Se siguen estudiando los tres contaminantes principales, es decir, el benceno, el monóxido de carbono y el formaldehído. El modelo principal de planta es el potos (*Scindapsus aureus*).

Nuevo etiquetado de las sustancias químicas

Desde el 1 de diciembre de 2010, las sustancias químicas se clasifican, se etiquetan y se empaquetan de acuerdo con lo dispuesto en el reglamento CE n.° 1272/2008 del 16 de diciembre de 2008, también llamado «reglamento CLP» (Classification, Labelling and Packaging, o clasificación, etiquetado y embalaje). Este reglamento europeo se publicó el 31 de diciembre de 2008 en el Diario Oficial de la Unión Europea. El reglamento CLP entró en vigor en enero de 2009. En los sectores del trabajo y del consumo, organiza la aplicación en toda Europa del Sistema Globalmente Armonizado de clasificación y etiquetado de productos químicos (el SGA). La implementación del SGA debería permitir la protección de la salud y del medio ambiente gracias a un sistema de comunicación de los peligros universal y fácil de comprender.

Las nuevas etiquetas deben llevar nuevos pictogramas de peligro, una mención de advertencia y menciones de peligro. Únicamente los lotes de sustancias que estuvieran ya en el mercado antes de esa fecha se benefician de una derogación de dos años para el reempaquetado y el empleo de las nuevas etiquetas. Para las mezclas, las nuevas etiquetas sólo serán obligatorias a partir de 2015.

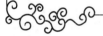

El Instituto Nacional de Investigación y Seguridad

El Instituto Nacional de Investigación y Seguridad (INRS, por sus siglas en francés) para la prevención de los accidentes laborales y de las enfermedades profesionales en Francia tiene como objetivo la salud y la seguridad de los trabajadores, en especial en relación con el nuevo sistema de etiquetado de los productos químicos.

El estado de la investigación en el mundo

Un análisis bibliográfico realizado en 2010 (Deblock *et al.*, 2010) demostró que los trabajos de investigación realizados en torno a la capacidad de las plantas para purificar y descontaminar no son aún muy numerosos. Se pueden encontrar trabajos sobre el biofiltrado que se ocupan de la actividad depuradora del complejo planta/ sustrato/microorganismos. Se han llevado a cabo algunos trabajos en cámaras experimentales y otros en lugares reales. Finalmente, también se han producido investigaciones en torno a los riesgos de los vegetales como emisores de sustancias contaminantes.

➡ De hecho, es evidente que aún son muy pocos los laboratorios que han trabajado sobre las cualidades purificadoras de los vegetales en el interior. Estas investigaciones se han llevado a cabo sobre todo en Estados Unidos, Italia, Dinamarca y Japón. En este sentido, durante los últimos años, se ha estudiado un centenar de plantas (de la familia de las Arialáceas, de las Aráceas, etcétera).

Las investigaciones llevadas a cabo en la década de 1980

A principios de la década de 1970, un investigador estadounidense, Bill Wolverton, identificó más de un centenar de compuestos orgánicos volátiles (COV) susceptibles de contaminar el aire interior de una nave espacial. Habría que esperar hasta la década de 1980 para que los estudios de la NASA (realizados, sobre todo, a instancias del profesor Bill Wolverton) y de otros científicos mostrasen que plantas como las palmeras, los helechos o los anturios son unos valiosos aliados para descontaminar el aire que respiramos (y en particular para absorber los COV en un espacio cerrado).

Bill Wolverton tenía como misión encontrar soluciones para depurar la atmósfera interior de las naves espaciales y eliminar los compuestos químicos generados por los materiales de construcción utilizados para fabricar las naves espaciales, o bien las estaciones orbitales. El objetivo de esta misión era que los astronautas pudiesen respirar un aire más sano. En este sentido, en 1973, durante la misión Skylab III, la NASA identificó más de un centenar de compuestos volátiles orgánicos (COV) en el interior de la nave espacial. Así empezaron a tomar conciencia de que la contaminación de la atmósfera interior en cualquier espacio cerrado podía comportar peligros para nuestra salud. En 1984, los estudios de la NASA demostraron que algunas plantas de interior podían eliminar los COV de los espacios de pruebas cerrados. Para perfeccionar estas investigaciones, la NASA construyó un edificio totalmente estanco llamado «Biohome» que reproducía un hábitat, equipado con muestras de aire. Estos trabajos sirvieron como referencia.

Estudiaron unas cincuenta plantas, y cada una obtuvo una nota de 1 a 10 en función de su eficacia para absorber diversos contaminantes. Luego, las investigaciones se volcaron en el comportamiento de una u otra planta específica respecto a determinados contaminantes.

Los investigadores seleccionaron algunas plantas y las pusieron en un invernadero. A continuación les inyectaron sustancias contaminantes. Comprobaron que algunas de ellas eran más eficaces que otras para absorber determinados contaminantes. Por ejemplo, al singonio (*Syngonium podophyllum*) le bastan 24 horas para eliminar el formaldehído de la atmósfera, mientras que la cinta consigue hacer que una fuerte concentración de tolueno descienda hasta niveles casi inexistentes.

Naturalmente, gracias a la fotosíntesis, las plantas son capaces de absorber ciertas sustancias contaminantes.

➡ Gracias a la respiración:

Bajo las hojas, la planta posee estomas (corresponderían a los poros de nuestra piel). La planta absorbe aire y, por tanto, también algunas sustancias contaminantes.

➡ Gracias a la fotosíntesis:

Con la luz solar, la planta transforma los elementos orgánicos en elementos que utilizará para alimentarse.

En 1991, unos investigadores canadienses se dedicaron a investigar la atmósfera interior.

En 1992, Jane Roy, directora de Plant for Clean Air Council (una asociación estadounidense que promueve el derecho de todas las personas a disfrutar del aire puro), se convirtió en portavoz de Bill Wolverton. Durante la exposición hortícola mundial Floriade, en los Países Bajos, pronunció una conferencia sobre el tema de la purificación del aire por las plantas.

En 1994, unos biólogos alemanes demostraron que los microorganismos contenidos en la tierra actúan contra los contaminantes.

A partir de la década de 2000, se han realizado numerosos estudios tanto en Europa como en el mundo entero (Rusia, Japón, Australia, Estados Unidos, Canadá, Chile o China, por ejemplo) sobre las propiedades depurativas de las plantas descontaminantes respecto a numerosas sustancias, sobre todo aquellas que se encuentran en la atmósfera interior. Pero las propiedades depurativas de las plantas se estudian en diferentes configuraciones, siguiendo distintos protocolos, lo que hace que resulte difícil comparar los resultados respectivos.

2

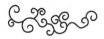

Organismos y asociaciones
que se ocupan de la calidad del aire

A continuación se muestra una pequeña selección (no exhaustiva) de los organismos y las asociaciones que se ocupan de estudiar la calidad del aire.

Las asociaciones autorizadas para la vigilancia de la calidad del aire

Las asociaciones autorizadas para la vigilancia de la calidad del aire en Francia (AASQA, por sus siglas en francés) se encargan de examinar la calidad del aire a nivel regional. Agrupan a los representantes de los servicios del estado, a los organismos territoriales, a las industrias que contribuyen a emitir sustancias vigiladas y a algunas personas cualificadas.

El Laboratorio Central de Vigilancia de la Calidad del Aire

El Laboratorio Central de Vigilancia de la Calidad del Aire (LC-SQA, por sus siglas en francés) interviene como apoyo técnico y científico de las asociaciones autorizadas. Se encarga de gestionar la coordinación nacional del dispositivo de vigilancia de la calidad del aire junto con las AASQA. Agrupa al Instituto Nacional del Medio Ambiente Industrial y los Riesgos (Ineris), la Escuela de Minas de Douai (EMD) y el Laboratorio Nacional de Metrología y de Pruebas (LNE, por sus siglas en francés).

El Instituto Nacional del Medio Ambiente Industrial y de los Riesgos

Creado en 1990 en Francia, el Instituto Nacional del Medio Ambiente Industrial y de los Riesgos (Ineris) es un organismo público de carácter industrial y comercial que depende del Ministerio de Ecología, Desarrollo sostenible, Transportes y Vivienda. Su misión consiste en realizar, entre otros, estudios e investigaciones que permitan prever los riesgos que las actividades económicas suponen para la salud, para la seguridad de las personas y de los bienes, así como para el medio ambiente, y proporcionar las ayudas necesarias para facilitar la adaptación de las empresas a tal objetivo. El Ineris posee el certificado ISO 9001 desde junio de 2000.

La Escuela de Minas

Creada en 1878, la Escuela de Minas de Douai es una gran escuela de ingeniería dependiente del Ministerio de Industria. Sus actividades se centran principalmente en la formación de ingenieros y de especialistas y en la investigación y la transferencia de tecnología a las empresas, entre otras cosas.

El Laboratorio Nacional de Metrología y de Pruebas

El Laboratorio Nacional de Metrología y de Pruebas (LNE, por sus siglas en francés) fue creado en 1901, dentro del Conservatorio Nacional de Artes y Oficios. Está pensado para responder a las necesidades de medición y de pruebas de la industria, principalmente en el campo de los materiales, de la maquinaria y de la física. Desde 1930, el LNE se ocupa de la seguridad de los productos de consumo. En 1975, se creó un departamento de consumo.

En 1978, el LNE se incorporó al Ministerio de Industria y se convirtió en un organismo público de carácter industrial y comercial (EPIC, por sus siglas en francés). La ley Scrivener del 10 de enero de 1978, que le confiere ese estatuto, amplía sus objetivos a la certificación de productos, así como al ámbito de la intervención. En 2001, el LNE adquirió desarrollo internacional con la creación del LNE Asia, establecido en Hong Kong.

El Observatorio de la Calidad del Aire Interior

Creado en 2001 en Francia, el Observatorio de la Calidad del Aire Interior (=QAI, por sus siglas en francés) tiene como objetivo recopilar y analizar los datos necesarios para un mejor estudio de la calidad del aire. Permite conocer datos en lo que se refiere a la exposición a contaminantes del aire en las viviendas y establecer sus factores determinantes.

El IQAI organiza también talleres. Cabe citar el del 28 de junio de 2010, «La purificación del aire a través de las plantas, ¿cuál es su potencial?». Este taller del IQAI se organizó de manera conjunta con la Agencia del Medio Ambiente y del Control de la Energía (Ademe) y la facultad de ciencias farmacéuticas y biológicas de Lille. En él se abordaron diversos temas, como «¿Qué se sabe realmente del poder purificador de las plantas en un espacio cerrado?», «¿Cuál es el estado de las investigaciones científicas en Francia y en el extranjero?» o «¿Qué problemas puede llevar implícitos?».

Además, el IQAI puso en marcha en 2001 un estudio piloto que se amplió con una campaña nacional en 2003-2005. Esta primera encuesta (realizada entre 2003 y 2005), publicada a finales de 2006 por el Observatorio de la Calidad del Aire Interior, se efectuó en 74 ciudades entre 1.612 personas residentes en 567 viviendas. Puso de manifiesto que cerca de un 10 % de las viviendas estaban contaminadas por entre tres y ocho compuestos presentes en concentraciones muy elevadas (en especial el formaldehído). Este estudio confirmó que aún existen lagunas en lo que respecta a los valores guía. En efecto, hay muchos valores guía para la calidad del aire exterior, así como un conjunto de valores límite de carácter reglamentario, pero parece que en Francia no se ha abordado ninguna acción en cuanto a la calidad del aire interior.

Esta campaña nacional arrojó como resultado un primer balance de la contaminación en el territorio francés. De él se desprende que la contaminación en el interior es mayor que en el exterior. En la mayoría de nuestra viviendas se pueden detectar diversos contaminantes (químicos, físicos, microbiológicos), aunque asistimos a una desigualdad ante la contaminación: aproximadamente el 10 % de las viviendas están contaminadas de diferentes productos químicos. Estos contaminantes se encuentran en el mobiliario (pinturas, maderas, barnices, etcétera), en los productos de limpieza e higiene, en los artículos de escritorio (tintas, entre otros), en los ambientadores domésticos, en el suelo (colas, moquetas, etcétera), en los equipamientos (climatización, calefacción o generación de agua caliente, por ejemplo).

Los contaminantes de interior son de diversos tipos:

➡ **Los agentes biológicos**: los microorganismos (bacterias, virus, hongos) y sus emisiones (endotoxinas, micotoxinas, etcétera) o los alérgenos (como los ácaros, los pólenes o las cucarachas), entre otras cosas.

➡ **Los agentes físicos**: el amianto, el radón, las partículas inertes, los campos electromagnéticos, las fibras minerales artificiales, la humedad, etcétera.

➡ **Los agentes químicos:** el monóxido de carbono (CO), el anhídrido carbónico (CO_2), los metales pesados, los compuestos orgánicos volátiles (COV) o los pesticidas, por ejemplo.

Clasificación sanitaria
de los contaminantes del aire interior

Los diferentes contaminantes que se encuentran en las viviendas se han clasificado en función de criterios de toxicidad a corto y a largo plazo, de los niveles de exposición observados y de la trazabilidad de algunas fuentes, así como de la frecuencia de aparición de dichos contaminantes en los espacios habitados. Esta clasificación de las sustancias nocivas para la salud permite disponer de una visión prospectiva de los riesgos sanitarios relacionados con la presencia potencial de estas sustancias en el aire y el polvo de los edificios. Esta jerarquización sanitaria de los contaminantes hallados en los edificios fue llevada a cabo por un grupo de trabajo que reunía a expertos en metrología, en epidemiología y en química. El grupo de trabajo propuso una gestión de evaluación cuantitativa de los riesgos sanitarios aprobada por el Consejo científico del Observatorio de la Calidad del Aire Interior (OQAI).

- **El grupo A con 7 sustancias «de alta prioridad»:** formaldehído, benceno, acetaldehído, partículas, radón, ftalato de dietilhexilo (DEHP) y diclorvos.
- **El grupo B con 12 sustancias «muy prioritarias»:** dióxido de nitrógeno, alérgenos de perro, ácaros, tolueno, tricloroetileno, plomo, tetracloroetileno, dieldrina, alérgenos de gato, aldrina, parafinas cloradas de cadena corta y monóxido de carbono.
- **El grupo C con 51 sustancias «prioritarias»:** biocidas, campos electromagnéticos de muy baja frecuencia, compuestos orgánicos volátiles, eteres glicólicos, endotoxinas y fibras minerales artificiales.
- **El grupo D con 22 sustancias «no prioritarias»:** 1,1,1-tricloroetano, biocidas, alquifenoles, etcétera.
- Y **8 sustancias «inclasificables»:** 2-etoxietilacetato, 2-metoxietanol, 2-metoxietilacetato, alquifenol; ftalatos o endosulfan, por ejemplo.

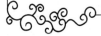

El Plan Nacional Salud Medio Ambiente

«Entre los numerosos factores que condicionan la salud humana y el desarrollo de patologías, la calidad del entorno (agua, aire, sol), determinada por los contaminantes (biológicos, químicos, físicos) y las molestias (ruido, falta de salubridad, etcétera) que estos producen, así como los cambios medioambientales (variación climática, biodiversidad) tienen un papel fundamental. Determinadas patologías se desarrollan o bien se ven agravadas por el entorno.» Puesto que aún existen muchos interrogantes, el Plan Nacional Salud Medio Ambiente (PNSE, por sus siglas en francés) permitirá profundizar en el conocimiento del papel que el medio ambiente tiene sobre la salud. Pretende, por tanto, responder a las preguntas que los franceses se plantean acerca de las consecuencias a corto y medio plazo de la exposición a determinadas contaminaciones de su entorno. Los objetivos prioritarios de este PNSE son fundamentalmente «garantizar un aire y un agua de buena calidad», prevenir las patologías de origen medioambiental (en especial los cánceres), prevenir las enfermedades respiratorias de origen alérgico relacionadas con la exposición medioambiental e informar mejor al público, al tiempo que se protege a las personas más sensibles (los niños y las embarazadas).

Se ha reunido al conjunto de los expertos públicos franceses en este campo en una comisión de orientación con el fin de que emitan un diagnóstico sobre el estado de los riesgos sanitarios vinculados con el medio ambiente en Francia. El PNSE se interesa en particular por la calidad del aire. Supone cuarenta y cinco acciones, de las cuales doce son prioritarias. Los objetivos básicos son reducir las emisiones aéreas de sustancias tóxicas de origen industrial, garantizar la protección de la totalidad de las captaciones de agua potable, conocer mejor los condicionantes de la calidad del aire interior y establecer un etiquetado de las características sanitarias y medioambientales de los materiales de construcción.

De manera paralela, la Agencia Francesa de Seguridad Sanitaria del Medio Ambiente y del Trabajo (Afset) debe contribuir, asimismo, a determinar la exposición de la población a sustancias cancerígenas.

El artículo 19 del proyecto de ley de sanidad pública en Francia dispone que cada cinco años se elabore un PNSE. Este plan debe tener sobre todo en cuenta los efectos que ejercen en la salud los agentes químicos, biológicos y físicos presentes en diferentes entornos vitales, incluido el entorno laboral, así como los fenómenos meteorológicos extremos.

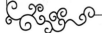

El conjunto del gobierno y, en particular, los ministerios responsables de Sanidad, de Medio Ambiente, de Trabajo y de Investigación han reunido sus competencias sobre la base del diagnóstico de los expertos, para identificar y diseñar las principales acciones que se deben llevar a cabo para mejorar la salud de los franceses en relación con la calidad de su entorno con una perspectiva de desarrollo sostenible. De estas acciones se ocupará el PNSE 2004-2008.

El diseño del PNSE se basó, en un primer momento, en el informe presentado al primer ministro en febrero de 2004 por una «Comisión de Orientación» compuesta por una veintena de expertos nacionales e internacionales. Este informe establecía un diagnóstico de la exposición de los franceses, y, por extensión, de los ciudadanos europeos, a la contaminación medioambiental en su vida cotidiana (entorno doméstico, exterior y profesional). La Comisión de Orientación hizo un balance de la situación por entornos vitales o factores de riesgo: entorno general (aire, agua, suelo, ruido, etcétera), vivienda (plomo, amianto o calidad del aire interior) o entorno laboral (sustancias químicas, ruido, amianto), entre otras cosas. El PNSE se inspiró, asimismo, en planes de acción similares llevados a cabo por otros países europeos (Alemania, Países Bajos o Dinamarca, por ejemplo).

La Agencia Nacional de Seguridad Sanitaria, Alimentación, Medio Ambiente y Trabajo

La Agencia Nacional de Seguridad Sanitaria, Alimentación, Medio Ambiente y Trabajo (Afsset, antes Afsse) es un organismo público administrativo del estado francés bajo la tutela de los ministerios de Ecología, Trabajo y Sanidad. En 2010 se fusionó con la Agencia Francesa de Seguridad Sanitaria de los Alimentos (Afssa) para constituir la Agencia Nacional encargada de Seguridad Sanitaria, Alimentación, Medio Ambiente y Trabajo (Anses). Esta agencia tiene como cometido contribuir a garantizar la seguridad sanitaria y evaluar los riesgos sanitarios, en particular en el ámbito del medio ambiente. Proporciona al gobierno el asesoramiento y el apoyo científico y técnico necesarios para elaborar y poner en práctica disposiciones legislativas y reglamentarias. Asimismo, informa al público sobre algunos temas.

El Centro Interprofesional Técnico de Estudios de la Contaminación Atmosférica

Creado en 1961, el Centro Interprofesional Técnico de Estudios de la Contaminación Atmosférica (Citepa) es un centro técnico interprofesional con estatuto de asociación (ley 1901). Actualmente agrupa a numerosos miembros (industrias, federaciones y sindicatos profesionales, productores de energía, fabricantes de automóviles, laboratorios de medición). Es una verdadera red interprofesional donde circula información sobre los desarrollos reglamentarios y tecnológicos en materia de contaminación atmosférica.

El Centro Interprofesional Técnico de Estudios de la Contaminación Atmosférica organiza cada año una jornada de estudios sobre temas de actualidad relativos a la contaminación atmosférica, así como sesiones de formación destinadas a los profesionales (poner en marcha un plan de gestión de los disolventes, entre otras cosas). Elabora diferentes publicaciones (como las síntesis Document'AIR) relativas a las fuentes de contaminación, las técnicas de reducción de emisiones, la dispersión atmosférica o los efectos sobre el medio ambiente.

A petición del Ministerio de Medio Ambiente, la Citepa cumple las funciones de Centro nacional de referencia de las emisiones atmosféricas. Como tal, el Citepa determina de manera regular las cantidades de ciertas sustancias vertidas a la atmósfera, procedentes de diferentes fuentes. Las emisiones se estiman siguiendo una metodología reconocida, basada en el principio desarrollado en el sistema Corinair por la Agencia Europea del Medio Ambiente.

La Asociación para la Prevención de la Contaminación Atmosférica

La Asociación para la Prevención de la Contaminación Atmosférica (Appa, según sus siglas en francés) es una asociación de carácter científico y técnico que trabaja para lograr un mejor conocimiento y prevención de los fenómenos de contaminación atmosférica y de sus efectos sobre la salud y el medio ambiente.

En especial, organiza conferencias, como la que tuvo lugar durante el 4.º Salón Énergivie del edificio ecológico, en Mulhouse, en octubre de 2010, con el tema «Calidad del aire interior: ¿cómo limitar la contaminación en tu domicilio y preservar la salud?», con la participación del profesor Alain Grimfeld, pediatra neumólogo, especialista en problemas de asma infantil.

La federación Atmo

La federación Atmo representa a diversas asociaciones (unas cuarenta) autorizadas para la vigilancia de la calidad del aire (AASQA, según sus siglas en francés). Su misión principal consiste en realizar el seguimiento de la calidad del aire, ocuparse de la difusión de resultados y de previsiones, transmitir de forma inmediata a los prefectos las informaciones relativas a la superación o a las previsiones de superación de los límites de alerta y realizar recomendaciones. Las asociaciones hacen público un indicador global de la calidad del aire.

La asociación Plant'airpur

Creada en junio de 2000, la asociación Plant'airpur es una asociación acogida a la ley 1901 que tiene como finalidad promover la utilización de plantas en la vida cotidiana por su papel determinante en la calidad del aire del entorno. Esta asociación inicia y apoya campañas tanto para los profesionales como para el público general.

Por ejemplo, se han asociado al programa Phyt'air (*véase* programa Phyt'air pág. 21) para contribuir a la investigación sobre la depuración del aire por medio de las plantas.

Han editado dos guías: una sobre el tema de las «plantas que purifican el aire interior de nuestros edificios» y otra que lleva el siguiente título: «Descubra el poder purificador de las plantas de interior».

La guía sobre «las plantas que purifican el aire interior de nuestros edificios»

Esta guía fue realizada por el grupo Paisaje de interior, Arquitectura y Medio Ambiente de la asociación Plant'airpur, en colaboración con Plants for People (una iniciativa internacional que pretende difundir información sobre los beneficios que reportan las plantas en el entorno laboral).

Esta guía da a conocer los beneficios de las plantas en nuestro lugar de trabajo o en lugares públicos. Está dirigida a los paisajistas, a los interioristas, a las colectividades y a los asalariados de empresas que quieren incluir plantas en su lugar de trabajo y mejorar así su entorno vital. No es un asunto baladí cuando se sabe que, según la Organización Mundial de la Salud (OMS), el «síndrome del edificio malsano o enfermo» ha aumentado de manera inquietante en los últimos treinta años. Afecta a cerca de un 30 % de las personas que trabajan en oficinas, provocando diversas afecciones más o menos graves y a veces crónicas.

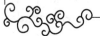

La Agencia Europea de Sustancias y Mezclas Químicas

La Agencia Europea de Sustancias y Mezclas Químicas (Echa) se encuentra en Helsinki, en Finlandia. Gestiona los procedimientos de registro, de evaluación de autorización y de restricción relativos a las sustancias químicas. Asegura su coherencia a nivel de la Unión Europea. En especial, proporciona información sobre las sustancias químicas, así como consejos de carácter técnico y científico.

La Agencia del Medio Ambiente y del Control de la Energía

La Agencia del Medio Ambiente y del Control de la Energía (Ademe) es un organismo público de carácter industrial y comercial, dependiente de los ministerios de Ecología, de Desarrollo Sostenible, de Transportes y Vivienda, de Enseñanza Superior e Investigación y Economía y de Finanzas e Industria. La Ademe se ocupa, en especial, de la coordinación técnica y la vigilancia de la calidad del aire a nivel nacional, al mismo tiempo que gestiona la base de datos de calidad del aire.

El Centro Científico y Técnico de la Construcción

Creado en 1947, el Centro Científico y Técnico de la Construcción (el CSTB, según sus siglas en francés) es un organismo público que ejerce cuatro actividades: investigación, asesoramiento, evaluación y difusión de los conocimientos. Contribuye a la calidad y a la seguridad de la construcción duradera. Controla, en particular, la calidad del aire interior.

El CSTB de Nantes trabaja sobre la aplicación concreta de los trabajos de Wolverton.

La marca Alta Calidad medioambiental

La marca Alta Calidad medioambiental (HQE, según sus siglas en francés) es una sigla en vigor desde la década de 1990. La marca HQE se inscribe en el marco de una política de desarrollo sostenible, aspira a limitar la contaminación y tiene objetivos a más o menos largo plazo referentes a ecogestión.

El programa Grenelle Environnement

A partir de la constatación de que Francia atraviesa una crisis climática y ecológica de gran alcance, en 2007, Nicolas Sarkozy, en aquel momento presidente de la República francesa, inició el programa Grenelle Environnement. Se constituyeron grupos de trabajo que reúnen a representantes del estado, organismos locales, oenegés, empleados y asalariados. Desde el 16 de julio hasta finales de septiembre de 2007, se dedicó una primera fase al diálogo y a la elaboración de propuestas. Uno de los grupos de trabajo tenía como objetivo instaurar un medio ambiente respetuoso con la salud, analizando los riesgos para ésta: contaminación, desechos, calidad del aire, etcétera. En otoño de 2007, se consultó al público a través de reuniones públicas y foros de Internet. A continuación se constituyeron mesas redondas y comités operativos. Entre 2008 y 2010, el Parlamento francés aprobó los textos necesarios para trasladar a la legislación los compromisos del programa Grenelle Environnement.

Para el período 2000-2012, existe un Plan nacional de salud medioambiental que comporta, en particular:

- Un plan destinado «a reducir los desechos de las sustancias más preocupantes, siguiendo las directrices del reglamento (CE) n.° 1907/2006 del Parlamento europeo y del Consejo del 18/12/2006 referentes al registro, la evaluación y la autorización de las sustancias químicas, así como las restricciones aplicables a dichas sustancias, instituyendo una agencia europea para los productos químicos en el medio ambiente, en especial el benceno, el mercurio, el tricloroetileno, los perturbadores endocrinos, el percloroetileno y determinados compuestos del cromo, así como los residuos medicamentosos y la exposición al conjunto de estas sustancias, teniendo en cuenta las fuentes y los medios».
- Un plan de reducción de las partículas en suspensión.
- Medidas que pretenden la mejora de la calidad del aire interior, etcétera.

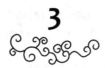

3

Soluciones
para mejorar el aire que respiramos

Pon límites a los contaminantes
ya desde su origen

Únicamente la reducción de las emisiones contaminantes en su origen permite reducir y eliminar la contaminación de forma duradera. De ahí el interés de adoptar ciertos hábitos y buenas costumbres para actuar sobre las fuentes de contaminación, tales como: ventilar cada día, no fumar en el interior de la vivienda o del vehículo, revisar periódicamente las calderas de calefacción y de generación de agua caliente, preferir los productos de limpieza y de higiene ecológicos y respetuosos con el medio ambiente, limitar los ambientadores, las velas artificiales y el incienso, airear la ropa y las cortinas después de pasar por la tintorería, etcétera.

Para obtener los mejores resultados en la lucha contra la contaminación del aire interior, es preciso que sepas identificar las fuentes de contaminación que te rodean. Así te resultará más fácil saber qué planta elegir en función de los contaminantes encontrados. Plantéate las preguntas adecuadas.

Un pequeño cuestionario te ayudará a identificar las fuentes de contaminación:

- **¿Vives en la ciudad o en el campo?**
En la ciudad, hay más contaminación procedente del tráfico rodado, pero en el campo puede que te encuentres cerca de una central de tratamiento de residuos, de una fábrica química o de una central nuclear, cuyas emisiones y desechos son susceptibles de aumentar la contaminación ambiental.

- **¿Vives en un área con altas concentraciones de radón?**
En Francia, las zonas en que las concentraciones de este gas radioactivo son más importantes son el Lemosín, Bretaña, los Vosgos y el Macizo central. El radón puede acumularse en una vivienda filtrándose por las fisuras o por las canalizaciones. En España, los estudios pioneros de finales de la década de 1980 pusieron de manifiesto altas concentraciones de radón en Galicia, en la Sierra del Guadarrama y en Extremadura, entre otras áreas geográficas.

- **¿Vives en un piso o en una casa?**
¿Tiene calefacción individual o colectiva? ¿Utilizas fuel, madera, gas, carbón o electricidad? ¿Tienes una chimenea? ¿Tienes aire acondicionado? Si habitas en una casa, ¿tiene un garaje anexo?

- **¿Conoces los materiales de construcción de tu domicilio?**
¿Hay en tu domicilio fibra de vidrio o lana de roca, parqué vitrificado, maderas tratadas con pesticidas o amianto? ¿Has utilizado (ya sea tú mismo o profesionales) disolventes, colas, pintura tóxica o policloruro de vinilo (PVC)?
En efecto, ciertos componentes químicos (formaldehído, estireno, benceno o tolueno), contenidos por diversos materiales utilizados para la construcción de tu vivienda, emiten contaminantes al aire. Puede tratarse de moléculas químicas, presentes en forma de gas o de vapor, que se mezclan en el aire o que a veces pueden adherirse al polvo que flota en la atmósfera.

- **¿Fumas en el interior de tu vivienda?**

- **¿Usas velas, ambientadores, incienso o ambientadores para el cuarto de baño?**

- **¿Utilizas muchos productos de limpieza?**

- **¿Practicas mucho el bricolaje en tu casa?**

- ¿Tienes moqueta, alfombras o parqué?
- ¿Has comprobado si en tu casa hay manchas de humedad, hongos, o has notado olor a moho? ¿Se despega el papel pintado? ¿Observas señales de podredumbre en los marcos de ventana de madera?
- ¿Ventilas al menos una vez al día?
- ¿Tienes ventilación natural o mecánica?
- ¿Tienes un detector de humos?

El origen y la naturaleza de los contaminantes que se encuentran en nuestros hogares son muy diversos:

Los materiales de construcción, del mobiliario y de decoración

Ante todo, elige bien los materiales de construcción, del mobiliario y de decoración. En este caso, en Francia, el etiquetado de los productos de construcción, de mobiliario y de decoración es obligatorio desde el 1 de septiembre de 2011 (para productos que se pongan a la venta) y a partir del 1 de septiembre de 2013 (para todos los productos).

En países como Francia, los productos de construcción y de decoración no pueden comercializarse si emiten más de 1 microg/m³ de cada una de las sustancias objeto del anexo 1 del decreto (decreto del 30 de abril de 2009: tricloroetileno, y decreto del 28 de mayo de 2009: benceno, DEHP, DBP).

Los productos de mantenimiento y de limpieza

➡ No mezcles productos. Puedes generar reacciones químicas peligrosas.

➡ Sé muy prudente con determinados aerosoles o productos tóxicos o inflamables.

➡ Respeta las dosis y lee bien las etiquetas y el modo de empleo.

➡ Almacena los productos en un lugar fresco y ventilado, alejado, sobre todo, de fuentes de calor.

➡ Para el parqué o para los muebles, decántate por las ceras naturales, ya que son menos contaminantes.

➡ Evita los esprays antipolvo, puesto que desprenden formaldehído. En su lugar, usa un plumero o el clásico trapo del polvo.

Para la limpieza, opta por un aspirador equipado con un filtro HEPA

Hoy en día existen en el mercado aspiradores equipados con un filtro HEPA.

El filtro HEPA (High Efficiency Particulate Air, que significa «altamente eficaz para las partículas en suspensión») consigue el grado más alto de filtrado entre los aspiradores domésticos. Permite filtrar la mayoría de las partículas de diámetro superior o igual a 0,3 micras con una tasa de eficacia del 99,97 % (basado en el test Dop).

El test Dop

El test Dop (Dispersed Oil Particles) mide la eficacia de un filtro absoluto referida a las partículas presentes en el aire, y se basa en la retención de gotas de aerosol de dioctil ftalato (DOP) de un calibre de 0,3 micras, según el método ASTM 2986-71. Por lo general se expresa en porcentajes.

Hoy en día, el test Dop se ha sustituido por el test MMPS (Most Penetrating Particule Size).

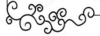

Para el bricolaje y la jardinería

➠ Lee siempre los modos de empleo y las etiquetas. Respeta las dosis y las precauciones que se indican.

➠ No acumules demasiados productos en casa: pinturas, colas, insecticidas, etcétera.

➠ Elige siempre los productos menos tóxicos y los más respetuosos con el medio ambiente.

➠ Presta mucha atención cuando utilices productos tóxicos, inflamables o corrosivos.

➠ Si trabajas en un garaje o en el sótano, procura que la puerta de comunicación entre el garaje o el sótano y tu vivienda esté bien cerrada. Si el garaje es contiguo a la casa, debes saber que al poner en marcha el vehículo, las emanaciones del tubo de escape se propagan por todas las habitaciones a través de la puerta y los huecos.

➠ Si haces bricolaje, lleva una mascarilla protectora e intenta trabajar siempre que sea posible al aire libre o en un local bien ventilado. Los productos que se emplean a menudo son peligrosos por inhalación, en particular en forma de polvo (lijado, etcétera).

➠ Después de emplear pintura o cola, ventila durante mucho tiempo.

Los ambientadores del hogar

➠ Comprueba la composición de las velas, de los productos perfumados o de los ambientadores. Estos últimos pueden desprender formaldehído. Estas emisiones se incrementan con la humedad.

➠ No abuses del incienso.

Los aparatos de combustión

➠ Una vez al año (antes del invierno), llama a un profesional para que revise tu caldera.

➠ Cambia la instalación del gas si tienes cocina de gas (cada diez años).

➠ Cuando utilices aparatos de combustión, lee atentamente las instrucciones de uso del fabricante.

➠ Si tienes una chimenea, haz que la deshollinen una vez al año.

➠ Comprueba que el sistema de extracción de humos los conduzca al exterior y procura que el conducto de humos esté en buen estado y no se obstruya.

➠ Cualquier pequeño aparato de cocción que no tenga salida al exterior no debe utilizarse más que forma esporádica. Debe instalarse en una estancia de al menos 8 metros cuadrados. Ventila esa habitación al menos diez minutos al día (incluso en invierno).

➠ Si tienes una estufa que funcione con propano o butano, empléala tan sólo en estancias bien ventiladas.

➠ No pongas en marcha un grupo electrógeno en un local cerrado.

➠ No uses una barbacoa en una habitación cerrada.

➠ Nunca te calientes con un brasero y no dejes abierta la puerta del horno encendido para calentarte.

Si tienes una campana extractora en la cocina

Vapor de agua, humo grasiento y malos olores todos ellos están presentes en nuestra cocina. Para eliminarlos, a menudo es indispensable una campana extractora. Puede funcionar por aspiración o por filtrado.

➠ **La campana extractora de aspiración** (o campana de succión) envía el aire viciado al exterior. De hecho, expulsa de tu vivienda la humedad y los olores. Este sistema precisa una entrada de aire en la cocina para funcionar bien. Esta campana va unida por un conducto, generalmente de aluminio, a una boca de evacuación situada en la fachada o en el tejado del edificio. El conducto debe ser lo más corto y lo más recto posible para evitar pérdidas de potencia. Está prohibido conectar esta campana a la VMC (ventilación mecánica controlada) o a un conducto de chimenea. Si tienes un aparato conectado a una conducción de humos, sobre todo no instales en la misma estancia una campana conectada al exterior. En ese caso, puedes emplear una campana extractora de filtro.

➡ **La campana extractora de filtro** devuelve el aire a la cocina una vez liberado de las grasas y olores. Pero no evacúa la humedad. Este sistema recicla el aire en un circuito cerrado. Esta campana extractora tiene también filtros para la grasa, pero utiliza un filtro de olores fabricado, por lo general, de polvo de carbón.

Los electrodomésticos

Cuando funcionan, los electrodomésticos emiten ondas electromagnéticas. Intenta no concentrarlos todos en la misma estancia. Instálalos en una sola pared, ya que evitará que las ondas se crucen.

La humedad

El aire de nuestra vivienda a menudo está cargado de vapor de agua que puede condensarse en las paredes frías. También es posible que el agua proceda de filtraciones de agua de lluvia o de humedad que ascienda desde el suelo. Haz que un profesional compruebe la estanqueidad de tu casa. Una buena ventilación y una calefacción suficiente bastan por lo general para combatir la condensación. Si la ventilación no es suficiente, mejora el aislamiento (aislar mejor no quiere decir tapar todas las rendijas) y suprime los puentes térmicos.

Instala un detector de humo en tu vivienda

Este detector es indispensable en caso de incendio. Cada año se producen muchas muertes a causa de incendios domésticos; el 70 % de los incendios mortales se producen por la noche, y pasan inadvertidos. El olor del humo no suele despertar a quien se encuentra dormido. Al contrario, el humo contiene monóxido de carbono (CO), que produce un profundo sueño y que puede causar la muerte en un cuarto de hora (incluso con sólo un 1 % de monóxido de carbono en el aire).

En los países en los que la instalación de detectores de humo es obligatoria, se ha constatado una disminución del 50 % del número de fallecimientos.

Francia era uno de los pocos países donde no existía la obligación de instalar detectores avisadores autónomos de humo (DAAF, según sus siglas en francés). Un número importante de incendios mortales provocó la aprobación de una ley (Morange & Meslot) que pretendía que el detector de humo fuera obligatorio. El texto fue aprobado el 13 de octubre de 2005. Cada propietario o inquilino de una vivienda debe instalar a partir de ahora en su casa al menos un detector avisador autónomo de humo.

La ley 2010-238 del 9 de marzo de 2010 en Francia, que impone la obligación de instalar detectores de humo en todas la viviendas se publicó en el Diario Oficial de la República francesa el 10 de marzo de 2010. Debía complementarse con un decreto de aplicación para fijar las modalidades, en especial la fecha en que todos los domicilios debían contar con este aparato. Esta ley pretende sensibilizar a la población ante los peligros de accidentes domésticos y, sobre todo, salvar vidas.

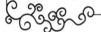

Airea y ventila bien tu casa

Es absolutamente necesario renovar con regularidad el aire del nuestro hogar para aportar aire nuevo y atender a nuestras necesidades de oxígeno, para eliminar el exceso de humedad, para evacuar los olores, los ácaros, las bacterias y los contaminantes que se acumulan en él.

Airea cada día

Para evacuar una parte de los contaminantes emitidos, airea al menos una vez al día. Aunque el hecho de airear reduce la contaminación sin eliminarla, en cualquier caso es indispensable airear al menos entre diez y quince minutos al día, incluso en invierno, para reducir la concentración de contaminantes en tu domicilio. Airea en especial en los momentos en que se produzca humedad de manera puntual (después de una ducha o un baño) o cuando utilices productos químicos, y aún más si pintas una estancia, si instalas moqueta o si sometes a la madera a un tratamiento.

Pequeños trucos:

- Si tienes hijos pequeños, instala pestillos de desplazamiento en ventanas o puertas, ya que te permitirá airear con plena seguridad.
- Cuando abras las ventanas, recuerda apagar o bajar al mínimo los aparatos de calefacción (radiadores) que se encuentren cerca de las ventanas. Así evitarás gastar energía inútilmente. Pero, sobre todo, no olvides volverlos a encender una vez cerradas las ventanas.

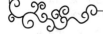

Ventila cada día

La ventilación supone renovar el aire para proporcionar una circulación general y permanente. Permite aportar aire nuevo y eliminar el aire viciado. Opta por un sistema de ventilación eficaz que te suministre siempre aire de calidad.

➠ **La ventilación natural:** un sistema más eficaz en invierno que en verano.
No hay necesidad de ventilador. El aire circula en tu vivienda por entradas y salidas de aire tales como rejillas y bocas de aireación. La circulación del aire se hace por simple fricción natural, cuyo motor es la diferencia de temperatura entre el exterior y la vivienda y la diferencia de presión por la acción del viento.

➠ **La ventilación mecánica es** ideal para una vivienda muy caldeada y más aislada.

Este sistema comporta uno o dos ventiladores eléctricos que ponen el aire en movimiento para permitir su evacuación.

La ventilación mecánica controlada (VMC) se compone de un conjunto de dispositivos destinados a proporcionar una circulación permanente del aire en el interior de las estancias de una vivienda, en especial de aquellas que desprenden más humedad (baño, cocina, WC, lavadero). Puede ser de flujo simple o doble, y es un sistema eléctrico de renovación automática y continua del aire, que no depende de las condiciones climáticas exteriores.

La ventilación de los lugares habitados se halla sometida a una serie de regulaciones, en particular en lo que respecta a la calidad del aire interior. En Francia, según el decreto del 24 de marzo de 1982 relativo a la aireación de las viviendas (modificado por el decreto del 28 de octubre de 1983), hoy es obligatorio que las viviendas construidas a partir de 1982, ya sean colectivas o individuales, cuenten con un sistema de ventilación. En España, todas las habitaciones deben tener una ventana que dé al exterior.

La ventilación debe satisfacer los siguientes criterios: una aireación general y permanente (al menos en los momentos en que la temperatura exterior obliga a mantener las ventanas cerradas); la circulación del aire debe efectuarse principalmente por una entrada de aire situada en las habitaciones principales y tener salida en las habitaciones de servicio. Están autorizadas tanto la ventilación natural como la mecánica. Este decreto fija unos flujos reglamentarios mínimos para cada estancia, sea cual sea el tipo de ventilación, en función del número de habitaciones de la vivienda. La ventilación mecánica higrorregulable (que ajusta su flujo de aire en función de la humedad interior, lo que permite asegurar la evacuación más rápida del aire muy húmedo, al tiempo que se limita el gasto de energía) ha demostrado ser el sistema de ventilación que ofrece los mejores rendimientos energéticos.

Algunos consejos:

➠ Para asegurar una renovación óptima del aire, la ventilación debe ir asociada a un aislamiento adaptado y a una buena estanqueidad de tu vivienda. Es igualmente importante no impedir la circulación del aire en las estancias.

➠ No obstruyas nunca una entrada de aire o una boca de extracción.

➠ Abre las ventanas al menos diez o quince minutos al día, incluso en invierno.

➠ Si tienes una campana extractora en la cocina, utilízala. Cambia los filtros de manera regular. Su funcionamiento debe ser independiente de la ventilación mecánica controlada (VMC) en la medida en que dispone de su propio ventilador.

➠ En el baño, dependiendo de la humedad, abre la puerta. Y si tienes la suerte de disponer de una ventana, ábrela al menos diez minutos después de ducharte o bañarte. Si aparecen manchas de humedad, límpialas con lejía.

➠ Procura que las puertas comunicantes tengan al menos un espacio de 20 milímetros en la parte inferior para permitir la circulación del aire.

➠ Repara los escapes y las filtraciones de agua (juntas, cañerías, etcétera).

➠ Si tienes secadora, recuerda limpiar de manera regular el depósito de agua si el aparato funciona mediante un sistema de condensación.

¿Es necesario tratar el aire?

Según un comunicado del CSHPF (Consejo Superior de Higiene Pública de Francia), que data de 1992, parece que los depuradores de aire autónomos y aeroionizadores no tienen ningún beneficio demostrable para la salud y podrían tener efectos nocivos potenciales en caso de emisión de ozono.

**El Consejo Superior
de Higiene Pública de Francia**

El Consejo Superior de Higiene Pública de Francia (CSHPF) es un organismo consultivo de carácter científico y técnico, dependiente del Ministerio de Sanidad y con competencias en el campo de la salud pública. Ejerce tareas de asesoramiento, en particular en temas de previsión, de evaluación y de gestión de riesgos para la salud humana. Emite opiniones y recomendaciones que constituyen una base esencial para la toma de decisiones en materia de salud pública.

Para la pequeña historia, hay que saber que a consecuencia de una grave epidemia de peste ocurrida en Marsella, en Francia, la ordenanza del 7 de agosto de 1822 estableció la creación de un Consejo Superior de Salud de doce miembros. Más adelante, este organismo se convirtió en el Consejo Superior de Higiene Pública de Francia: sus cometidos cambiaron con la ley del 29 de enero de 1906. El funcionamiento actual del CSHPF se basa en el decreto de 1997.

Soluciones vegetales originales: un plus para descontaminar el aire

La vegetación vertical: una pantalla térmica vegetal que respira

Los días 2 y 3 de diciembre de 2010 se celebró la 3.ª edición del salón Architect @ Work en la Grande Halle de la Villette en París. Más de 180 expositores presentaron sus novedades a los arquitectos y otros profesionales de la construcción. Los dos principales pilares sobre los que se basaba el concepto de este salón eran la innovación y la información técnica. Inaugurado por Philippe Klein, presidente de la UNSFA (Unión Nacional de los Sindicatos Franceses de los Arquitectos), el acontecimiento presentó productos innovadores de fabricantes y distribuidores franceses. Asimismo, un programa de conferencias de alto nivel permitió profundizar en temas como los nuevos materiales que contribuyen a resaltar el valor de las materias vegetales y a la mejoría de nuestro bienestar. Entre las novedades de 2011 presentadas en este salón, hay que destacar la de Sopranature, que innova con su nueva pantalla térmica vegetal que respira, destinada a revestir y a proteger las paredes. El sistema Vivagreen está constituido por cajones de aluminio listos para ser instalados llenos de un sustrato de cultivo y de plantas (sedum, suculentas, vivaces de flor, etcétera) de desarrollo y necesidades limitadas.

Se fijan sobre un armazón metálico fácil de montar, y, además, son estéticos y ecológicos; por otro lado, permiten la creación de una pantalla térmica y acústica, la purificación del aire por la regulación de la humedad y la fijación del polvo.

El jardín vertical de Patrick Blanc

Patrick Blanc, botánico e investigador en el CNRS (el Centro Nacional de Investigaciones Científicas de Francia), trabaja en todos los continentes y participa en numerosas misiones científicas dentro de su especialidad: la biología de las plantas de los sotobosques tropicales. Posee talento y una gran pasión por las plantas, de donde procede su ingeniosa idea de hacer crecer plantas en las paredes. Se hizo famoso entre el gran público a raíz de la catedral de vegetación que presentó en el festival internacional de jardinería de Chaumont-sur-Loire en 1994. Ganador en 1999 del concurso para la innovación del Ministerio de Investigación, fue también Talento de Oro y Talento de la invención en 2002, durante la Cumbre del lujo y la creación.

Especialista en plantas tropicales, inventó el concepto registrado de «jardín vertical». Se trata de auténticas cascadas de plantas que cuelgan de una pared vertical y viven sin tierra. Desde entonces, los instala en todos los lados: en el Parque floral de Vincennes, en el patio interior del hotel parisino Pershing Hall, en la fachada adyacente al Sena del Museo del quai Branly en París sin olvidar los jardines verticales en otros lugares de Francia y del mundo entero (Japón o Estados Unidos, por ejemplo), incluido uno de los muros exteriores del Caixaforum de Madrid.

En cierto modo, ha desvelado el secreto de los jardines colgantes de Babilonia: plantas sin tierra, liberadas de las limitaciones del peso. En resumen, sobre una base construida con plástico y de tela, fija unas bolsas llenas de plantas resistentes, que se alimentan de agua a través de un sistema de riego automático.

Como ejemplo se puede citar una inmensa pared vegetal en el patio interior del hotel parisino Pershing Hall. En 30 metros de altura y sobre tres milímetros de grosor de fieltro (aplicado sobre un cuadro metálico que aísla la fachada), trescientas especies de plantas componen un cuadro vivo que se ondula con el viento, todo ello con un sistema de riego automático.

Para incorporar las plantas, tanto autóctonas como tropicales, Patrick Blanc instala un PVC expandido detrás del cual subsistirá una capa de aire. Sobre éste se coloca un film no degradable de poliamida. La naturaleza de los soportes da como resultado una estructura rígida pero ligera (7 kg por m² que soportan, y cuando el film está húmedo, hasta 20 kg por m²). El film permite insertar las plantas practicando en él una incisión en forma de bolsillo. Para la supervivencia de las plantas, un riego gota a gota aporta una humedad atmosférica cercana a la de origen: 95 % de humedad junto al muro y 80 % a 15 centímetros de éste, completado por nutrientes líquidos. Las plantas de sotobosque, epifitas o saxícolas en su medio natural a menudo deben contentarse con las aguas de escorrentía para poder vivir.

En cuanto a la temperatura, en el caso de un muro interior, permanecerá estable entre los 20 y los 25 °C durante todo el año y, para los muros exteriores, puede descender hasta -10 °C. En lo que respecta a las plantas, proceden de especialistas en plantas tropicales o autóctonas. Estos últimos ofrecen más de doscientas especies de musgos, helechos, gramíneas, orquídeas y otras plantas perennes, leñosas o trepadoras.

El mantenimiento es sencillo: agua del grifo y un poco de abono. Es una solución práctica, eficaz y ecológica para revestir los muros de los parkings, las superficies de hormigón visto que «forman» nuestro paisaje. Se trata de una verdadera bocanada de oxígeno en la ciudad, que es ideal para purificar y humidificar el ambiente. Es una ayuda preciosa para descontaminar.

4

Para combatir
los olores de pintura

Determinadas pinturas, ya sean recientes o no, resultan más tóxicas para el organismo humano que el aire urbano contaminado procedente de los tubos de escape y otros muchos desechos generados por la actividad humana.

Si «huele a pintura», sin duda hay disolventes (tolueno, benceno, etcétera) en el aire. Pero, incluso si no existe olor cuando acabas de pintar una o varias habitaciones, conviene de todos modos tomar precauciones y colocar una planta específica para neutralizar los olores y los efectos nocivos de los componentes de tu pintura, laca, argamasa o barniz.

En efecto, aunque no desprendan olor, numerosas pinturas, disolventes y argamasas contaminan en el momento de su aplicación y provocan diferentes trastornos de mayor o menor gravedad para la salud. La toxicidad disminuye con el tiempo, pero perdura durante varios meses, e incluso durante años.

Las pinturas clásicas contienen sustancias tóxicas para la salud, pero también para el medio ambiente, en especial compuestos orgánicos volátiles (COV). Estos últimos son lentos e insidiosos. Pueden ser capturados por una moqueta, por el papel pintado o por el tejido de las cortinas, que, a su vez, los irán desprendiendo de manera progresiva.

Se han establecido, según la Federación de las Industrias de pinturas, tintas, colores, colas y adhesivos (Fipec, según sus siglas en francés), cuatro grandes familias de componentes en las pinturas:

➠ **Los aglutinantes:** aceite o resina, que se presentan en estado líquido o sólido. Pueden utilizarse ya sea disueltos en un disolvente, o en dispersión en agua. El porcentaje de aglutinante usado le conferirá a la pintura su aspecto (brillante, mate satinada), así como su resistencia y su duración. De hecho, el aglutinante es el que tiene la facultad de pasar del estado líquido (pintura) al sólido (película seca de pintura).
Los aglutinantes más antiguos (cada vez menos habituales) son el aceite de ricino y el aceite de linaza. Actualmente se emplean cada vez más las resinas gliceroftálicas/alquídicas.

Su función es aportar al revestimiento sus principales propiedades, es decir, conferir transparencia y consistencia a la pintura.

➠ **Los aditivos:** son los que proporcionan textura a la pintura. Por lo general, permiten reducir el tiempo de secado, aumentan el poder de cobertura, ayudan a la conservación de la pintura y tienen una acción antigoteo sobre el pincel.

Su función es modificar determinadas propiedades de la pintura o bien, al contrario, aportar otras nuevas (aditivos antiespuma, absorbentes de UV, fungicidas, etcétera).

➠ **Los disolventes:** entre ellos se encuentran los hidrocarburos aromáticos (xileno, tolueno o benceno) y los hidrocarburos alifáticos y aromáticos.

Su función es fluidificar la pintura para ayudar a su fabricación. También contribuyen a facilitar su aplicación. Su eliminación total permite la formación de la película.

➠ **Los materiales pulverulentos:**

Los pigmentos: en forma de polvo mineral u orgánico, blancos o coloreados, le confieren a la pintura su tinte y su poder de cobertura.

Para los pigmentos blancos, se utilizan el óxido de titanio, el óxido de zinc y el litopono. Para los pigmentos de color, se emplean cromatos de plomo, azul de Prusia o verdes de ftalocianina, entre otros.

Su función es aportar propiedades ópticas (color, opacidad) u otras propiedades específicas (resistencia al fuego, anticorrosión). Algunos de estos pigmentos contienen metales pesados (cobalto, plomo, cromo) que resultan contaminantes y tóxicos incluso en dosis muy pequeñas.

➠ **Los materiales de carga** como el sulfato de bario blanco.

Su función consiste en controlar el brillo.

➠ Hay que citar, asimismo, **los solventes,** que permiten fluidificar la pintura o el barniz antes de su aplicación. Estos líquidos volátiles se evaporan.

Una pintura brillante contiene, en principio, tantas resinas como pigmentos. Si hay más pigmentos que resinas, la pintura resulta más mate. Los fabricantes manejan las dosis para obtener un efecto satinado.

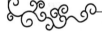

Las pinturas al agua

Las pinturas al agua huelen menos pero, al contrario de lo que se suele creer, presentan también riesgos como consecuencia de su composición, aunque sea en menor proporción que las pinturas con disolventes (compuestos orgánicos volátiles, éteres de glicol o formaldehído).

Avances

La Unión Europea ha publicado una directiva que pretende reducir el empleo de disolventes en las pinturas. Las normas europeas obligan a partir de ahora a los fabricantes a respetar umbrales estrictos de desechos de COV. En efecto, desde el 1 de enero de 2007 está en vigor una legislación europea que limita las emisiones de COV, pero es preciso no bajar la guardia. Desde el 1 de enero de 2010, la tasa ha disminuido: menos de 30 g de COV por litro de pintura.

En la actualidad, asistimos a la aparición de unas pinturas llamadas «inteligentes». Algunas de ellas poseen propiedades asombrosas: antibacterianas, antihumedad, antiolores, insecticidas o incluso antimanchas. Sin embargo, no están exentas de peligros. Los fabricantes se esfuerzan por hacer más saludable nuestro entorno. La mayoría de las principales marcas de pintura ofrecen un abanico de productos que llevan la Etiqueta ecológica europea (que se reconoce por su logo en forma de flor) o que cumplen la norma vigente en el país en cuestión. Pero estas pinturas aún contienen ingredientes que se sospecha que son nocivos para la salud.

La marca NF Environnement

Creada en 1991, la marca NF Environnement es una certificación ecológica oficial francesa. Es una marca voluntaria de certificación que concede la Asociación Francesa de Normalización (Afnor). Distingue los productos cuyo impacto sobre el medio ambiente es bajo. Para obtener la marca NF Environnement, el producto debe cumplir ciertos criterios ecológicos y de facilidad de uso.

La marca NF Environnement se aplica, en especial, a determinados barnices de interior y de exterior, pinturas, colas, argamasas y revestimientos del suelo. Se trata de la NF 130 Environnement. Dichos productos tienen un contenido reducido de disolventes y garantizan la ausencia de ciertas sustancias peligrosas. Se sigue todo su ciclo de vida, de la fabricación a la utilización, hasta su eliminación.

La Etiqueta ecológica europea o Ecolabel

Creada en 1992, la Etiqueta ecológica europea o Ecolabel es una etiqueta ecológica oficial europea que pueden utilizar todos los países miembros de la Unión Europea.

En Francia, esta etiqueta la concede la Asociación Francesa de Normalización (Afnor), un organismo de certificación independiente. En España, la Etiqueta ecológica la conceden los departamentos responsables de medio ambiente de cada comunidad autónoma.

Esta etiqueta se basa en el principio de un enfoque global que «toma en consideración el ciclo de vida del producto a partir de la extracción de las materias primas, la fabricación, la distribución y la utilización hasta su reciclaje o su eliminación después del uso». Se tienen en cuenta diferentes criterios ecológicos, entre ellos el contenido en sustancias tóxicas (COV, por ejemplo). La Etiqueta ecológica comporta también limitaciones en cuanto al empleo del producto por parte del consumidor.

Fue instituida por el reglamento CEE n.° 880/92 del Consejo del 23 de marzo de 1992, publicado en el DOUE del 11 de abril de 1992. El reglamento comunitario en vigor hoy en día es el reglamento CE n.° 66/2010 del 25 de noviembre de 2009. Se aplica desde el 20 de febrero de 2010.

Esta etiqueta se puede encontrar en pinturas, barnices de interior y de exterior, argamasa de pintura y colas para el revestimiento de suelos.

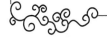

La Afnor

Fundada en 1926, la Asociación Francesa de Normalización (Afnor) es un organismo oficial francés de normalización, certificación y evaluación de sistemas, servicios, productos y competencias profesionales. Depende del Ministerio de Industria. La Afnor publica las normas NF y propone actividades de certificación (Afnor Certification).

En 2004, se produjo una fusión entre la Afnor y la Afaq (Asociación Francesa para la Garantía de Calidad) que dio origen al grupo Afnor.

Acreditado en Francia y en el extranjero, este organismo cuenta con veintiocho sedes en los cinco continentes y más de trece delegaciones regionales en Francia.

Las pinturas naturales

Actualmente es posible encontrar en el comercio todo un abanico de pinturas naturales que utilizan materias primas naturales, no tóxicas, renovables, biodegradables y, sobre todo, sin emanaciones nocivas.

En su composición entran:

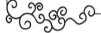 **Pigmentos:** en especial óxidos minerales (hierro, ocres).

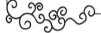 **Aglomerantes:** se trata de aceites (linaza, ricino), ceras…

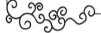 **Para reemplazar los disolventes:** esencias de aromas o extractos de cítricos.

Estas pinturas naturales y ecológicas son inodoras. No emiten COV, o muy pocos. Para producirlas se gasta poca energía y generan pocos desechos. Así pues, son más respetuosas con el medio ambiente.

Inconvenientes: son más caras que las pinturas clásicas y a veces más difíciles de aplicar. Y la gama de colores es más limitada que la de las pinturas clásicas.

Pero no lo dudes, sobre todo para tu bienestar y para tu salud. Aplícalas preferentemente en los dormitorios (sobre todo en los de los niños) y en el salón.

El plus: el recipiente también se ha fabricado con materiales reciclables (para reducir los desechos).

El efecto sobre la salud

Cuando nuestro dormitorio está recién pintado, a menudo nos damos cuenta de que nos despertamos con dolor de cabeza y tos, incluso con pinturas que carecen de olor. Una pintura clásica con disolvente o al agua puede provocar, a largo plazo, problemas de salud más o menos graves (fragilidad de la piel, reacciones alérgicas, trastornos nerviosos, etcétera).

La pintura con disolventes

La toxicidad de las pinturas con disolventes va unida sobre todo a la presencia de grandes cantidades de disolventes orgánicos, causantes ante todo de dermatosis y de toxicidad hepato-renal. Los disolventes orgánicos de síntesis (hidrocarburos, ésteres) pueden provocar, asimismo, por inhalación, vértigos, trastornos digestivos ligeros, cefaleas y ataques respiratorios, entre otras alteraciones.

Los riesgos debidos a los aglomerantes, los pigmentos y los aditivos son los mismos tanto para las pinturas al aceite como para las pinturas al agua. La diferencia principal reside en el tipo de disolventes utilizados.

La pintura al agua:
una pintura sin olor, pero no sin peligro

En las pinturas de base acuosa, el agua reemplaza a los disolventes químicos. Sin embargo, pueden persistir algunos disolventes orgánicos (generalmente alcoholes y derivados de los éteres de glicol). En efecto, los éteres de glicol derivados del butilglicol forman siempre parte de la composición de las pinturas al agua. Las investigaciones que se están llevando a cabo demuestran que estos derivados del butilglicol podrían constituir un peligro para la salud. Aunque su neurotoxicidad sea menor, las pinturas al agua a menudo provocan irritaciones o sensibilización cutánea.

Debido a su capacidad de inflamación, es necesario tomar medidas preventivas y de protección al utilizar y almacenar estas pinturas.

Aunque los fabricantes procuran retirar cada vez más sustancias peligrosas, aún quedan algunas. Lee bien las etiquetas para conocer la composición de la pintura y respeta siempre las normas de uso y almacenamiento que recomienden. El etiquetado informa sobre los niveles de riesgo y proporciona consejos de prevención (sobre todo, no los ignores).

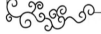

Consejos de prevención

- Utiliza una mascarilla protectora, guantes y prendas adaptadas a fin de evitar cualquier contacto directo con la pintura.
- No bebas, no comas y no fumes en la estancia donde se esté pintando ni en el lugar donde se limpian los pinceles y el material.

Plantas que deben utilizarse contra el olor a pintura

Las principales plantas son: el crisantemo, la areca, el filodendro, el anturio, la hiedra y la drácena.

El anturio

➠ **¿Dónde colocarlo?**: Coloca el anturio en un lugar luminoso, pero no a pleno sol. Le gusta la luz directa, aunque también puede tolerar la luz tamizada. Pero, si tiene muy poca luz, perderá sus vivos colores.
Le gustan los baños y las cocinas, ya que adora la humedad.

➠ **Su utilidad:** Esta planta actúa de manera eficaz contra el xileno, presente en los barnices, las pinturas, los disolventes, etcétera.

La areca

➠ **¿Dónde colocarla?**: Sitúala cerca de una ventana, en un lugar luminoso, pero nunca a pleno sol; ponla cerca de una ventana grande, pero protegida de la luz directa (detrás de un visillo).

Le gustará estar en un invernadero o en un jardín interior, pero puedes colocarla en cualquier estancia de la vivienda; no obstante, necesita humedad. Ubícala sobre todo en las habitaciones recién pintadas.

➠ **Su utilidad:** Esta planta descontaminante permite eliminar los olores a pintura. Es una de las más eficaces contra el xileno y el tolueno, pero también filtra de manera eficaz el formaldehído. Se trata de una planta descontaminante de amplio espectro. La areca humidifica el aire y combate los olores del tabaco y del amoniaco.

El crisantemo

➠ **¿Dónde colocarlo?**: En el salón o en la habitación recién pintada. Si la habitación está a una temperatura superior a los 15 °C, incrementa la humedad llenando el platillo con bolitas de arcilla, o rodea con tiesto con turba húmeda.

➠ **Su utilidad:** Es un muy buen absorbente del tricloroetileno.

La drácena

➡ **¿Dónde colocarla?**: Colócala en el salón, si acabas de pintarlo.

➡ **Su utilidad:** La drácena (*Dracaena marginata*) elimina con rapidez las emanaciones de pinturas y disolventes.

El filodendro

➡ **¿Dónde colocarlo?**: Coloca el filodendro en una estancia que reciba los rayos del sol durante las horas más frescas del día. Elige bien su lugar, pues puede alcanzar tres metros de altura. Como necesita espacio, es ideal para un salón amplio o en un loft. Es bastante trepador, de manera que ponle cerca un soporte sobre el cual pueda desarrollarse.

➡ **Su utilidad:** Su imponente follaje oxigena bien la atmósfera interior. Absorbe el formaldehído. Es también un buen descontaminante del tricloroetileno.

La hiedra

➡ **¿Dónde colocarla?**: Colócala encima de un mueble. Le gustará estar en un comedor, un salón, una cocina o un despacho. Sus tallos trepadores son ideales para cubrir un biombo o un enrejado.

➡ **Su utilidad:** La hiedra absorbe bien el formaldehído, el benceno, el tolueno, el xileno y el tricloroetileno.

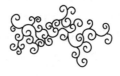

5

Para eliminar el amoníaco

¿Qué es el amoníaco?

El amoníaco es un compuesto químico cuya fórmula es NH_3. Es una molécula piramidal de base trigonal: el átomo de nitrógeno (N) se encuentra en la cúspide, mientras que los tres átomos de hidrógeno (H) ocupan las tres esquinas de la base con forma de triángulo equilátero.

Es un gas incoloro que desprende un olor de putrefacción muy desagradable. No hay que confundirlo con el amonio, cuya fórmula es NH_4OH.

Las diferentes fuentes de emisión en el aire interior

Se encuentran especialmente en los productos de limpieza (limpiadores para suelos, etcétera), en algunos desengrasantes y productos para la cocina o en los limpiacristales, entre otros productos.

También se halla en los cigarrillos. Los fabricantes lo añaden en el proceso de manufactura del tabaco a causa de su capacidad para aumentar la absorción de la nicotina.

La alternativa ecológica:
Limpiar los suelos sin amoníaco

Para evitar el amoníaco, se comercializan productos naturales y ecológicos con aromas de origen natural. En Francia, estos productos llevan la etiqueta NF Environnement (*véase* pág. 62) o han sido certificados con la Etiqueta ecológica europea.

Puedes recurrir también al tradicional jabón de Marsella (que no es más que el jabón de sosa de nuestras abuelas) o al jabón negro (una sustancia natural fabricada a partir de aceite de oliva y aceitunas negras machacadas, maceradas con sal y potasio). Basta añadir dos cucharadas soperas de jabón negro a un cubo de agua caliente. Puedes utilizarlo para limpiar y hacer brillar tu parqué, suelo de baldosas o linóleo. No hace falta aclarado. También sirve para quitar manchas de la ropa. Tiene un aroma ligeramente almizclado.

Receta de la abuela: mezcla en tres litros de agua caliente tres cucharadas soperas de bicarbonato sódico con dos cucharadas soperas de vinagre blanco. Añádele diez gotas de aceite esencial de lavanda o de naranjo. Remuévelo bien.

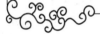

Su influencia sobre la salud

El amoníaco es un poderoso irritante de las vías respiratorias. Su olor muy acre se reconoce con facilidad.

El amoníaco es muy irritante para la piel, los ojos y el sistema respiratorio. Su contacto directo puede provocar irritaciones cutáneas, o incluso quemaduras graves.

Las principales plantas
para eliminar el amoníaco

Los principales plantas son: el rododendro, la azalea, la areca, el ficus, al anturio, la palmera de interior, la nolina, el crisantemo, el árbol de jade, el aloe o el espatifilo.

El aloe

➠ **¿Dónde colocarlo?:** Coloca el aloe (*Aloe vera*) en la cocina, en el baño o en el lavabo.

➠ **Su utilidad:** Esta planta elimina bien el amoníaco que se encuentra en los productos de limpieza.

El anturio

➠ **¿Dónde colocarlo?:** Lo ideal es ubicarlo en el baño, ya que se trata de una estancia con un elevado índice de humedad donde se emplean numerosos productos que contienen amoníaco. También puedes ponerlo en la cocina.

➠ **Su utilidad:** Eficaz contra los COV de los productos de limpieza, esta planta es muy efectiva para absorber el amoníaco.

El árbol de jade

➠ **¿Dónde colocarlo?:** Colócalo en la cocina o en el lugar donde guardes los productos de limpieza.

➠ **Su utilidad:** Absorbe el amoníaco.

La areca

➠ **¿Dónde colocarla?:** Colócala en semisombra, en el salón o en un jardín de invierno caldeado, si lo tienes.

➠ **Su utilidad:** Es útil para absorber el amoníaco.

La azalea

➠ **¿Dónde colocarla?:** Colócala en un baño o en la cocina, estancias donde se utilizan numerosos productos de limpieza (que a menudo contienen amoníaco).

➠ **Su utilidad:** La azalea es útil para absorber el amoníaco.

El crisantemo

➠ **¿Dónde colocarlo?:** Coloca el crisantemo en una estancia bien iluminada, de temperatura moderada.

➠ **Su utilidad:** El crisantemo absorbe el amoníaco.

El espatifilo

➠ **¿Dónde colocarlo?:** Ubícalo en el baño.

➠ **Su utilidad:** Tiene una buena capacidad de absorción del amoníaco.

El ficus

➠ **¿Dónde colocarlo?:** Coloca el ficus en una estancia grande y luminosa. Necesita una temperatura que se sitúe entre los 15 y los 25 °C y mucha luminosidad. La falta de luz hace que sus hojas pierdan brillo.
Ponlo en el comedor, el salón o el despacho, entre otras ubicaciones.
Sobre todo, no lo coloques cerca de una puerta que dé al exterior o de una ventana que permanezca a menudo abierta. Soporta mal las corrientes de aire, que hacen que se le caigan las hojas.

➠ **Su utilidad:** El ficus es útil para absorber el amoníaco.

La nolina

➠ **¿Dónde colocarla?:** Ponla en la cocina.

➠ **Su utilidad:** La nolina elimina de manera eficaz el amoníaco.

La palmera de interior

➠ **¿Dónde colocarla?:** Colócala en la cocina o en el baño, es decir, en una estancia alicatada donde se utilicen productos de limpieza que contengan amoníaco.

➡ **Su utilidad:** Es la planta estrella para la descontaminación de los ambientes cargados de amoníaco.

El rododendro

➡ **¿Dónde colocarlo?:** Mantén el rododendro en un lugar fresco y colócalo sobre un platillo lleno de bolitas de arcilla o de gravilla. Debe estar en semisombra.

➡ **Su utilidad:** El rododendro permite absorber una parte del amoníaco que contiene el aire de las habitaciones.

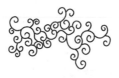

6

Para absorber el formaldehído

¿Qué es el formaldehído?

Llamado también metanal, aldehído fórmico o formol, el formaldehído es uno de los principales contaminantes del aire interior a causa de sus numerosas fuentes de emisión y de su toxicidad.

Es un compuesto orgánico de la familia de los aldehídos, cuya fórmula química es CH_2O. Está constituido por carbono, hidrógeno y oxígeno. Es un gas incoloro, inflamable y que tiene un olor intenso (un fuerte olor picante e irritante).

Según la clasificación de los contaminantes establecida por el Observatorio de la calidad del aire interior, se encuentra entre los siete contaminantes «altamente prioritarios».

Las diferentes fuentes de emisión del formaldehído

Los principales responsables de las emisiones de formaldehído son:

➟ **Las colas y las resinas a base de urea-formol (UF) o de fenol-formol (PF).**
Se utilizan sobre todo en la fabricación de los paneles de aglomerado de madera. Las resinas fenólicas son más caras que la resina UF. Esta última emite más formaldehído, ya que es poco estable bajo los efectos de la humedad y el calor.

➟ **La fibra de vidrio y la lana de roca.**
El formaldehído entra a menudo en la composición de los aglomerantes de estos materiales.
En efecto, las lanas minerales se obtienen por la fusión de vidrio reciclado y arena silícea para las lanas de vidrio o por fusión de rocas volcánicas para las lanas de roca. Las fibras obtenidas por soplado y extrusión se encolan a continuación pulverizando resinas de urea-formol o de fenol-formol cuya proporción puede alcanzar hasta el 10 %.

➟ **Los barnices, las colas o las pinturas.**
Se utilizan mucho para las moquetas, los papeles pintados o la carpintería, entre otros. Encolar una moqueta o un parqué es a menudo una fuente importante de COV, por no decir de formaldehído. En el caso de un parqué contracolado, las colas empleadas pueden constituir una fuente de emisión de formaldehído.

➟ **La espuma aislante de urea-formaldehído (UFFI, por sus siglas en inglés).**
Está constituida por una resina de urea-formaldehído a la cual se le ha añadido un agente expansor y aditivos destinados a convertirla en ignífuga. Su empleo está regulado en algunos países.
En efecto, el formaldehído que contiene esta espuma aislante de urea-formaldehído ha sido el causante de numerosos problemas de salud.

➠ **Los productos de mantenimiento y limpieza.**
Se encuentra en algunos ambientadores, desinfectantes, etcétera. También se emplea para la desinfección de superficies, de locales o de equipamientos médicos.

➠ **Los tejidos de decoración y determinados productos textiles.**
El formaldehído se emplea como agente antiarrugas en determinados tejidos o bien se utiliza para aplicar apresto al tejido. De hecho, los tratamientos químicos a base de formaldehído sirven sobre todo para evitar que los tejidos encojan, para impedir que se arruguen, para facilitar el lavado y para controlar la electricidad estática.
Es preciso saber que las cortinas, los sillones o las tapicerías absorben un gran número de contaminantes.

➠ **Los productos cosméticos.**
El formaldehído entra en la composición de algunos aceites para la higiene corporal, cremas, esmaltes de uñas, etcétera.

➠ **Las revistas y los libros nuevos.**
En la industria papelera, las resinas aminoplásticas, tales como las resinas de urea-formaldehído o de fenol-formaldehído se emplean para aumentar la resistencia del papel a la humedad o para plastificarlo e impregnarlo.
Además, puede formarse formaldehído a partir de la reacción química del ozono liberado en su interior por las fotocopiadoras o las impresoras láser.

➠ **Los fenómenos de combustión.**
Se ha detectado formaldehído en algunos aparatos de calefacción o de producción de agua caliente. También se produce al quemar madera.

➠ **El humo de los cigarrillos.**
Este humo contiene numerosos productos químicos de los cuales al menos medio centenar son compuestos cancerígenos conocidos, como, por ejemplo, el formaldehido.
Un estudio canadiense, publicado en 2005, demostró que el contenido en formaldehído del humo primario producido por

veinte marcas de cigarrillos representaba de 11 a 128 microgramos por cigarrillo, con una media de 53 microgramos por pitillo.

➠ **Otros casos.**
Además, puede formarse formaldehído a partir de la reacción química del ozono con algunos materiales de construcción y revestimientos.

Su influencia sobre la salud

Como ejemplo, la Aspa (Asociación para la Vigilancia y Estudio de la Contaminación Atmosférica en Alsacia) recibió a finales de 2004 el encargo de llevar a cabo una campaña de medición para determinar los niveles de formaldehído presentes en su patrimonio inmobiliario y, en especial, en las escuelas de preescolar/primaria y en las guarderías. Se demostró que algunos centros superaban o podrían superar el valor de referencia de la OMS (Organización Mundial de la Salud) de 100 microgramos/m³ en 30 minutos.

Un estudio similar se realizó en la aglomeración urbana de Mulhouse en unas veinte escuelas con unos resultados semejantes.

Naturalmente, sus efectos sobre la salud dependen de la concentración del formaldehído en el aire, del tiempo de exposición a él y de la sensibilidad de la persona expuesta.

Pueden manifestarse diferentes síntomas: irritación de los ojos, picores, rojeces, tos, efectos irritantes en las vías respiratorias, cefaleas, vértigo, boca seca, fatiga, respiración sibilante, etcétera. En la mayoría de estudios se indica que estos síntomas aparecen a partir de concentraciones de 0,2 a 0,3 ppm (250 a 375 microgramos/m³).

Conviene saber que una exposición al formaldehído por vía respiratoria tiene una toxicidad local. Los efectos irritantes en los ojos o en las vías respiratorias se manifiestan cuando existen exposiciones agudas y crónicas.

En junio de 2004, el Centro Internacional de Investigación sobre el Cáncer (Circ, según sus siglas en francés) catalogó al formaldehído dentro de la categoría de sustancias cancerígenas demostradas para el hombre. Con anterioridad se había calificado tan sólo como «cancerígeno probable».

Las plantas que actúan contra el formaldehído

Las principales plantas son: el potos, *Dieffenbachia*, la cinta, el helecho común, la nolina, el ficus, el filodendro, la gerbera, la drácena, la areca, la hiedra, la aglaonema, la sanseviera, el anturio, la azalea, la begonia, el crisantemo, la palmera bambú, el croton, el árbol del caucho, el espatifilo, el árbol de jade, el singonio, la palmera enana y la palmera de interior.

La aglaonema

➡ **¿Dónde colocarla?**: Colócala en el salón, el despacho o el baño. Sitúala lejos de las ventanas. También se desarrolla bien en una estancia poco iluminada, por ejemplo, una entrada o un pasillo, pues tolera bien la sombra.

➡ **Su utilidad:** Absorbe bien el formaldehído: de 5 a 10 microgramos/h, según el tamaño de la planta. La aglaonema es también útil para combatir los COV que proceden de los ambientadores.

El anturio

➡ **¿Dónde colocarlo?**: En un lugar luminoso, pero nunca a pleno sol. Ponlo en el baño o en la cocina, pues le encanta la humedad.

➡ **Su utilidad:** Esta planta elimina el formaldehído de manera eficaz.

El árbol de jade

➠ **¿Dónde colocarlo?**: Colócalo en la habitación más luminosa. Dale la vuelta al tiesto con regularidad para que todas las caras de la planta queden expuestas a la luz. Cuando haga buen tiempo, sácalo fuera, en la repisa de una ventana a la que le dé el sol.

➠ **Su utilidad**: El árbol de jade absorbe un poco de formaldehído.

El árbol del caucho

➠ **¿Dónde colocarlo?**: Pon el árbol del caucho (*Ficus elástica*) en un gran vestíbulo (acepta la luz tenue) o en el salón. Colócalo mientras haces reformas o si la casa es nueva.

➠ **Su utilidad**: Entre todas las especies de ficus, ésta es la que mejor elimina el formaldehído.

La areca

➠ **¿Dónde colocarla?**: Puedes colocarla en cualquier estancia de la casa. Lo ideal sería el baño, donde la humedad del aire es más elevada. Le gusta la luz, pero el sol tras los cristales le perjudica. Sitúala cerca de una ventana orientada al este o al oeste.

➠ **Su utilidad**: Esta planta descontamina el formaldehido de manera eficaz.

La azalea

➠ **¿Dónde colocarla?**: Ubícala a plena luz, en el salón o el comedor.

➠ **Su utilidad**: La azalea absorbe el formaldehído.

La begonia

➠ **¿Dónde colocarla?**: No le gusta la humedad. Colócala en una estancia luminosa, como el salón.

➠ **Su utilidad**: La begonia elimina bien el formaldehído.

La cinta

➧ **¿Dónde colocarla?**: Colócala preferiblemente en el baño: el ambiente cálido y húmedo de esta estancia le va muy bien. Es preferible que el baño tenga una ventana, pues necesita luz. Es sensible a la luz directa del sol, pero un poco de luz solar le irá bien.

➧ **Su utilidad**: La cinta elimina de 3 a 10 microgramos/hora de formaldehído, según su tamaño.

El crisantemo

➧ **¿Dónde colocarlo?**: Colócalo a plena luz, a temperaturas templadas.

➧ **Su utilidad**: El crisantemo es útil para descontaminar el aire de formaldehído.

El croton

➧ **¿Dónde colocarlo?**: Ubícalo en la estancia más luminosa que tengas, como una veranda, por ejemplo. Puedes ponerlo también en un cuarto de baño grande, si tiene ventana. Evita las corrientes de aire.

➧ **Su utilidad**: Absorbe pocos contaminantes, excepto el formaldehído (que emiten esencialmente las colas para la moqueta y los materiales de aislamiento), en mayor o menor medida en función del tamaño de la planta.

Dieffenbachia

➧ **¿Dónde colocarla?**: Se trata más bien de una planta de invernadero, pero las nuevas variedades se adaptan mejor a nuestras viviendas. No la coloques cerca de una ventana. Le gusta la luz, pero puede sobrevivir en la penumbra (aunque las hojas serán menos verdes). Siente predilección por una temperatura comprendida entre los 18 y los 24 °C. Necesita, asimismo, una importante humedad ambiente.

➠ **Su utilidad:** *Dieffenbachia* es eficaz para absorber el formaldehído.

La drácena

➠ **¿Dónde colocarla?:** Coloca la drácena (*Dracaena fragans*) en una estancia cálida y húmeda: un cuarto de baño le irá muy bien. Necesita un mínimo de 18 °C. También puedes colocar la drácena *Dracaena dremensis* en una estancia muy luminosa, como el salón.

➠ **Su utilidad:** La drácena figura en la lista de las plantas más activas para la descontaminación. Absorbe especialmente bien el formaldehído.

El espatifilo

➠ **¿Dónde colocarlo?:** Colócalo en el salón, en una habitación, en la entrada o en el baño.

➠ **Su utilidad:** Las hojas de los ejemplares más grandes llegan a absorber 15 microgramos/hora de formaldehído.

El ficus

➠ **¿Dónde colocarlo?:** Pon el ficus (*Ficus benjamina*) en una estancia que sea amplia. Puede alcanzar hasta 3 o 4 metros de altura. Sitúalo en una estancia luminosa y templada, sin sol directo. Puede vivir hasta quince años. Necesita bastante humedad en el ambiente, sobre todo en verano.
Procura no cambiarte de domicilio muy a menudo, ya que detesta los cambios.

➠ **Su utilidad:** Es ideal para un despacho. Colócalo al lado de una impresora o de una fotocopiadora para acelerar la eliminación del formaldehído.

Neutraliza del mismo modo el formaldehído que se encuentra en las colas para la moqueta o en las espumas aislantes.

El filodendro

⇒ **¿Dónde colocarlo?**: Evita colocarlo en una estancia sombría. Puede tolerar una fuente de iluminación tenue, pero prefiere crecer a la luz intensa. Colócalo en un lugar bien iluminado, pero sin sol directo.

⇒ **Su utilidad:** El filodendro es eficaz contra el formaldehído.

El helecho

⇒ **¿Dónde colocarlo?**: Le gusta la luz tamizada, sin sol directo. Puedes colocarlo suspendido, es especial en un baño, pues siente predilección por la humedad.
Si lo colocas en la cocina, debes prever un espacio bastante amplio, pues su follaje se dispersa por todos los lados del tiesto.
En un salón, ha de estar expuesto al norte o al este. En cualquier caso, déjale espacio, pues este helecho puede alcanzar un metro de altura y de envergadura.

⇒ **Su utilidad:** Este helecho encabeza el palmarés de las plantas que mejor filtran el formaldehído.

La gerbera

⇒ **¿Dónde colocarla?**: Es una planta de invernadero o de veranda. Pero puedes colocarla en el piso si recibe luz indirecta. No la coloques a pleno sol (menos en invierno). Como no desprende olor, puedes ponerla en un dormitorio.

⇒ **Su utilidad:** Las hojas absorben bien los contaminantes, en especial los que desprenden los productos de limpieza. Absorbe bien el formaldehído.

La hiedra

➡ **¿Dónde colocarla?**: Colócala en el salón, el comedor o la cocina.

➡ **Su utilidad:** Ofrece una superficie foliar importante, lo que le permite absorber bien el formaldehído.

La nolina

➡ **¿Dónde colocarla?**: A la nolina le gusta la luz y soporta el pleno sol, salvo en verano, cuando no se aconseja la exposición directa al sol. Puedes colocarla en el salón o el comedor.

➡ **Su utilidad:** Su capacidad descontaminante reside sobre todo en sus raíces y en la tierra. La nolina elimina bien el formaldehído.

La palmera bambú

➡ **¿Dónde colocarla?**: Coloca la palmera bambú en una estancia donde no haya corrientes de aire.

➡ **Su utilidad:** Es muy eficaz para descontaminar el formaldehído.

La palmera enana

➡ **¿Dónde colocarla?**: La palmera enana es una excelente descontaminadora de las estancias grandes. Durante el invierno, necesita invernar. Colócala en el salón o en un despacho.

➡ **Su utilidad:** Esta planta ocupa el cuarto lugar en el palmarés de las plantas capaces de absorber el formaldehído. Puede absorber aproximadamente 30 microgramos/hora en función de su tamaño.

La palmera de interior

➡ **¿Dónde colocarla?**: A la palmera de interior (*Chamaedorea elegans*) le gustan los espacios reducidos. Puedes colocarla en un dormitorio, en la cocina o en el baño.

➡ **Su utilidad:** Absorbe gran parte del formaldehído.

El potos

➠ **¿Dónde colocarlo?:** Necesita mucha luminosidad. Puedes ponerlo en un despacho o un estudio. Es ideal en un taller de bricolaje.

➠ **Su utilidad:** En un lugar cerrado, el potos puede absorber hasta 450 microgramos de formaldehído en una hora.

La sanseviera

➠ **¿Dónde colocarla?:** Colócala en una habitación o en el salón.

➠ **Su utilidad:** Libera a la atmósfera de parte del formaldehído.

El singonio

➠ **¿Dónde colocarlo?:** Ubícalo en el salón o en un estudio.

➠ **Su utilidad:** Elimina una parte del formaldehído.

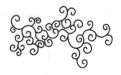

7

Para absorber
el xileno, el tolueno, el estireno y el tricloroetileno

Los derivados del benceno (xileno, tolueno o estireno, por ejemplo) sirven, entre otras cosas, como disolventes o emulsionantes para las pinturas, los barnices, etcétera. Se encuentran en los plásticos, en los materiales de aislamiento y en algunos detergentes y tintas. En cuanto al tricloroetileno, entra, en particular, en la composición de lubricantes, pinturas, barnices, pesticidas, tintas de impresión o tintes.

¿Qué es el xileno?

Se denomina xileno (de fórmula $C_6H_4(CH_3)_2$) a un grupo de tres derivados del benceno. Es un líquido incoloro y muy inflamable.

Las diferentes fuentes de emisión

Se encuentra de forma natural en el petróleo y en el alquitrán de hulla. La combustión incompleta de la madera libera muchos hidrocarburos, como el xileno, el tolueno y el benceno.

El xileno se emplea en las industrias gráficas, del cuero y del caucho. También se usa en la limpieza, como pesticida, en algunas pinturas y en los barnices.

Su impacto sobre la salud

Una importante exposición al xileno puede causar cefaleas, vértigos, confusión, pérdida de equilibrio, defectos de coordinación muscular, náuseas y vómitos. En dosis más elevadas, tiene una acción perjudicial sobre el cerebro y provoca irritaciones cutáneas, de los ojos, de la nariz y de la garganta.

Concentraciones superiores a 100 ppm provocan problemas más graves. Concentraciones aún mayores (cerca de 10.000 ppm) pueden causar un edema pulmonar, pérdida de conocimiento, fallo respiratorio, o incluso producir la muerte.

Estudios realizados sobre los isómeros del xileno muestran que por contacto pueden producir rojeces, irritación y sensación de quemazón en la piel. El contacto repetido puede causar dermatitis (sequedad y agrietamiento de la piel).

Por el momento, el Centro Internacional de Investigación sobre el Cáncer (Circ, según sus siglas en francés) estima que los datos que tenemos en la actualidad sobre el xileno no permiten determinar que sea cancerígeno para el hombre.

Las plantas que actúan contra el xileno

Las principales plantas son: el helecho, la cinta, la areca, la palmera enana, la drácena, la sanseviera, *Dieffenbachia*, el ficus, la gerbera, al anturio, el espatifilo, el singonio, la palmera de interior, la palmera bambú y la azalea.

El anturio

➧ **¿Dónde colocarlo?:** Coloca el anturio en el baño o en la cocina, ya que se trata de estancias con un alto nivel de humedad.

➠ **Su utilidad:** El anturio es una de las mejores plantas descontaminantes que actúan sobre el xileno.

La areca

➠ **¿Dónde colocarla?:** Colócala en cualquier estancia, sobre todo en una casa nueva o que se haya pintado recientemente.

➠ **Su utilidad:** Es una planta eficaz contra el xileno. Puede absorber de 12 a 18 microgramos/hora, según su tamaño.

La azalea

➠ **¿Dónde colocarla?:** Coloca la azalea a plena luz, en el salón.

➠ **Su utilidad:** La azalea absorbe el xileno.

La cinta

➠ **¿Dónde colocarlo?:** Se desarrolla bien a una temperatura de unos 18 °C. Para crecer de forma adecuada precisa luz intensa. Pero evita el sol directo en verano.

➠ **Su utilidad:** La cinta elimina el xileno.

Dieffenbachia

➠ **¿Dónde colocarla?:** Ubícala a plena luz en invierno, con luz tamizada en verano.

➠ **Su utilidad:** *Dieffenbachia* elimina el xileno, en cantidades más o menos importantes dependiendo del tamaño.

Las drácenas: 1. *Dracaena Fragans*

➠ **¿Dónde colocarla?:** La drácena (*Dracaena fragrans*) tolera una estancia no demasiado luminosa, aunque su crecimiento será más lento. Es una de las especies más fáciles de cultivar y la más tolerante. Puedes colocarla en un dormitorio.

➡ **Su utilidad:** La drácena absorbe bien el xileno.

Las drácenas: 2. *Dracaena Marginata*

➡ **¿Dónde colocarla?:** Ubícala (*Dracaena marginata*) en una estancia luminosa, sin sol directo. Le afectan las corrientes de aire y la sequedad del ambiente. Es la planta de salón por excelencia.

➡ **Su utilidad:** Elimina bien el xileno.

El espatifilo

➡ **¿Dónde colocarlo?:** Colócalo en el salón, en una estancia o en la entrada. Precisa una temperatura que se sitúe entre los 18 y los 20 °C.

➡ **Su utilidad:** Elimina con bastante eficacia las emanaciones de xileno.

El ficus

➡ **¿Dónde colocarlo?:** Coloca el ficus (*Ficus benjamina*) en una gran estancia luminosa, ya sea el salón o un despacho.

➡ **Su utilidad:** El ficus es útil para absorber el xileno.

El helecho

➡ **¿Dónde colocarlo?:** Le gusta la luz tamizada, sin sol directo. Se encuentra bien en un cuarto de baño, pues le gusta la humedad en el ambiente. Puedes colocarlo suspendido.

➡ **Su utilidad:** Este helecho absorbe bien el xileno.

La gerbera

➡ **¿Dónde colocarla?:** Ubica la gerbera en el comedor o en el salón.

➠ **Su utilidad:** La gerbera permite combatir la toxicidad de los productos utilizados para algunos muebles y absorber el xileno de los insecticidas.

La palmera bambú

➠ **¿Dónde colocarla?:** La palmera bambú es poco exigente en cuanto a la luz.

➠ **Su utilidad:** Es muy eficiente como purificadora del xileno.

La palmera de interior

➠ **¿Dónde colocarla?:** A la palmera de interior (*Chamaedorea elegans*) le gustan los espacios reducidos. Puedes colocarla en una habitación, en la cocina o en el cuarto de baño.

➠ **Su utilidad:** Absorbe gran parte del xileno.

La palmera enana

➠ **¿Dónde colocarla?:** Coloca la palmera enana (*Phoenix roebelenii*) en el salón. En invierno, aléjala de cualquier fuente de calor (radiador) y pulveriza las hojas de manera regular.

➠ **Su utilidad:** Es una planta eficaz contra el xileno, a razón de 15 microgramos/hora.

La sansevieria

➠ **¿Dónde colocarla?:** Le gustan todos los lugares, incluso los poco luminosos. Colócala en una habitación o en el salón.

➠ **Su utilidad:** Purifica la atmósfera de parte del xileno.

El singonio

¿Dónde colocarlo?: Colócalo en un estudio, en el comedor o en el salón. Si lo pones cerca de una ventana, instala un visillo o algo semejante, pues no le gusta el sol directo. Evita las ventanas orientadas al sur.

➡ **Su utilidad:** El singonio es eficaz contra las emanaciones de xileno.

¿Qué es el tolueno?

El tolueno (su fórmula es C_7H_8) es un hidrocarburo que se presenta como un líquido incoloro, de olor aromático. También recibe el nombre de metilbenceno o fenilmetano. Tiene un olor característico (parecido al de los disolventes para pintura). Es prácticamente insoluble en agua. Es un líquido muy inflamable. Sus vapores, más densos que el aire, pueden formar mezclas explosivas con él.

De acuerdo con la clasificación de los contaminantes establecida por el Observatorio de la Calidad del Aire Interior, el tolueno se encuentra entre los doce contaminantes «muy prioritarios».

Las diferentes fuentes de emisión

Disuelve gran número de sustancias naturales o de síntesis (aceites, grasas y resinas). Se utiliza especialmente como disolvente. Entra en la composición de pinturas, lacas, barnices, tintas de imprenta y ceras. También se emplea como disolvente de extracción en las industrias cosmética y farmacéutica. Asimismo, se emplea para la fabricación de colas y adhesivos, así como para el curtido del cuero.

Su impacto sobre la salud

Es un producto ecotóxico, nocivo por inhalación y por ingestión. En especial es irritante para la piel, los ojos y el sistema respiratorio. La absorción respiratoria es muy rápida: el tolueno aparece en la sangre tras 10 o 15 minutos de exposición. También puede debilitar el cabello.

Sus vapores pueden provocar náuseas, cefaleas, somnolencia, confusión y vértigos. Su objetivo primordial es el sistema nervioso central. De acuerdo con estudios realizados sobre ratas (por inhalación y por vía cutánea), el tolueno no es cancerígeno.

Las plantas que actúan sobre el tolueno

Las principales plantas son: la palmera enana, la cinta, la areca, la drácena, la gerbera, el ficus, la sanseviera y la hiedra.

La areca

➡ **¿Dónde colocarla?:** Coloca la areca en un lugar con luz intensa tamizada. Sitúala cerca de una ventana orientada al este o al oeste.

➡ **Su utilidad:** Esta planta es eficaz contra el tolueno.

La cinta

➡ **¿Dónde colocarla?:** Colócala a resguardo del sol: le afecta la luz solar directa durante el período estival. Se desarrolla bien suspendida. Protégela de las corrientes de aire, ya que las detesta.

➡ **Su utilidad:** Esta planta tiene un efecto positivo sobre la mejora de la calidad del aire, en especial por su capacidad de eliminar el tolueno.

Dieffenbachia

➡ **¿Dónde colocarla?:** Colócala en el salón.

➡ **Su utilidad:** *Dieffenbachia* elimina el tolueno.

La drácena

➡ **¿Dónde colocarla?**: Colócala a la luz intensa, evitando el sol intenso.

➡ **Su utilidad:** La drácena absorbe bien el tolueno.

El ficus

➡ **¿Dónde colocarlo?**: Coloca el ficus (*Ficus benjamina*) en una estancia grande y clara, como el salón, o en el despacho.

➡ **Su utilidad:** El ficus es útil para absorber el tolueno.

La gerbera

➡ **¿Dónde colocarla?**: Colócala en un dormitorio.

➡ **Su utilidad:** La gerbera absorbe bien el tolueno.

La hiedra

➡ **¿Dónde colocarla?**: Puedes colocarla en cualquier estancia.

➡ **Su utilidad:** La hiedra es útil para absorber el tolueno.

La palmera enana

➡ **¿Dónde colocarla?**: Ubícala en una veranda con calefacción o en un salón claro. Es friolera y hay que cuidarla.

➡ **Su utilidad:** Absorbe un poco de tolueno.

La sansevieria

➡ **¿Dónde colocarla?**: Ubícala en una habitación, un comedor, un salón o una cocina.

➡ **Su utilidad:** Absorbe de manera eficaz el tolueno.

¿Qué es el estireno?

El estireno es un compuesto orgánico de fórmula química C_8H_8. Es líquido a temperatura y presión ambiente. Es incoloro, aceitoso, inflamable y sobre todo tóxico. Su olor, soportable en concentraciones débiles, resulta rápidamente insoportable si la concentración aumenta.

Las diferentes fuentes de emisión

Bajo efecto del calor, el poliestireno, por ejemplo, emite estireno y otros gases tóxicos.

El estireno se emplea sobre todo en la fabricación de plásticos, en particular el poliestireno. Antes se extraía del benjuí, que procede del styrax (un arbusto indonesio), pero en la actualidad gran parte se produce a través de la deshidrogenización del etil-benceno recalentado. Esta reacción precisa un catalizador, como el óxido de hierro.

«La reacción del estireno con el ozono en la atmósfera produce benzaldehído, formaldehído, ácido benzoico y rastros de ácido fórmico». (Grosjean, 1955).

Su impacto sobre la salud

La inhalación de altas concentraciones de estireno puede producir depresión, náuseas, irritación de garganta, dificultad de concentración, vértigos y somnolencia. Es tóxico para el sistema nervioso central por inhalación. Provoca rojeces en la piel. Podría ser cancerígeno.

Las plantas que actúan contra el estireno

Las plantas son básicamente las mismas que para el formaldehído (*véase* pág. 76).

¿Qué es el tricloroetileno?

El tricloroetileno (símbolo Xn) es un compuesto orgánico de fórmula C_2HCl_3. También se denomina tricloroetileno o tricloreteno o incluso tricloro de etileno. Se trata de una molécula de etileno (un hidrocarburo insaturado) en la que tres átomos de hidrógeno han sido reemplazados por átomos de cloro. Poco inflamable, este líquido incoloro aromático es muy volátil.

> Según la clasificación de los contaminantes establecida por el Observatorio de la Calidad del Aire Interior, el tricloroetileno se encuentra entre los doce contaminantes «muy prioritarios».

Las diferentes fuentes de emisión

Se utiliza en especial para el lavado en seco de la ropa, para desengrasar piezas metálicas (en la industria de la automoción y la metalurgia). También se usa para la composición de decapantes de pintura, de lubricantes, de barnices, de pinturas, de algunos pesticidas, de tintas de impresión, de tintes, de colas, etcétera.

> Actualmente, en las grandes superficies de bricolaje se encuentran sustitutos del tricloroetileno para limpiar y desengrasar las piezas metálicas y las herramientas (hierro, forja, cromo o aluminio, entre otros), así como para eliminar los restos de grasa en las carrocerías.

Su impacto sobre la salud

El tricloroetileno irrita la piel y las mucosas. Cuando se inhala, es tóxico para el sistema nervioso central.

Puede provocar náuseas, vómitos, cefaleas, entumecimiento de la cara, problemas respiratorios, síntomas neurológicos, somnolencia, síntomas cardíacos, etcétera.

Cuando se inhala en dosis altas (superiores a los 3.000 ppm), puede conducir al coma o incluso a la muerte. En caso de inhalación, es preciso alejar a la persona de la zona contaminada antes de emprender cualquier otra acción.

Junto a los riesgos de intoxicación aguda y crónica, también es cancerígeno para el hombre. En 1995, el tricloroetileno fue clasificado como «probable carcinógeno» por la International Agency for Research on Cancer (Arc), que fue ratificado por la directiva europea 2001/59/Ce en 2001. El tricloroetileno pasó, pues, en 2001 a la categoría 2 de las sustancias cancerígenas (directiva de la Unión Europea para las sustancias peligrosas) con la fase de riesgo R 45 «puede causar cáncer». Antes estaba dentro de la categoría 3 de los carcinógenos, etiquetado como R 40 «sospecha de efecto cancerígeno «pruebas insuficientes».

Un estudio realizado por investigadores americanos demostró que las personas expuestas al tricloroetileno durante su vida profesional tienen un riesgo 5,5 veces mayor de desarrollar la enfermedad de Parkinson. Este estudio fue presentado en abril de 2010 en el 62 congreso de la Academia americana de neurología en Toronto, Canadá. Entre los profesionales que se encuentran expuestos se pueden citar los trabajadores de tintorerías, los mecánicos del automóvil y los electricistas.

Las plantas que actúan contra el tricloroetileno

Las principales plantas son: el espatifilo, la drácena, la sanseviera, la hiedra, la palmera de interior, la gerbera, la nolina, el ficus, la palmera bambú y el filodendro.

La drácena

➠ **¿Dónde colocarla?**: Coloca la drácena (*Dracaena marginata*) en el salón. Pero también puedes ubicarla temporalmente en un vestíbulo o un pasillo, aunque no haya mucha luz. Necesita tener siempre al menos 18 °C y humedad.

➠ **Su utilidad:** La drácena absorbe entre el 13 y el 25 % del tricloroetileno.

El espatifilo

➠ **¿Dónde colocarlo?**: Colócalo en una entrada, una habitación, el salón o incluso en el cuarto de baño.

➠ **Su utilidad:** Absorbe el 40 % de tricloroetileno.

El ficus

➠ **¿Dónde colocarlo?**: Ubica el ficus (*Ficus benjamina*) en una estancia grande y bien iluminada, el salón o tu despacho.

➠ **Su utilidad:** El ficus es útil para absorber el tricloroetileno.

El filodendro

➠ **¿Dónde colocarlo?**: Ponlo en un salón grande o en un estudio.

➠ **Su utilidad:** Es un buen erradicador del tricloroetileno.

La gerbera

➠ **¿Dónde colocarla?**: Colócala en una habitación o en el salón.

➠ **Su utilidad:** Absorbe bien el tricloroetileno.

La hiedra

➠ **¿Dónde colocarla?**: Pon la hiedra en el comedor, el salón o la cocina. Sitúala en una estancia que goce de una luminosidad media. Lo ideal es ubicarla en un lugar alto sobre un mueble para que el follaje caiga.

➠ **Su utilidad:** Absorbe el 11 % del tricloroetileno.

La nolina

➠ **¿Dónde colocarla?:** Ponla en el salón o el comedor.

➠ **Su utilidad:** La nolina elimina bien el tricloroetileno.

La palmera bambú

➠ **¿Dónde colocarla?:** Coloca la palmera bambú en una estancia donde no haya corrientes de aire frío.

➠ **Su utilidad:** Absorbe el tricloroetileno.

La palmera de interior

➠ **¿Dónde colocarla?:** A la palmera de interior (*Chamaedorea elegans*) le gustan los espacios reducidos. Puedes colocarla en un dormitorio o un despacho.

➠ **Su utilidad:** Absorbe gran parte del tricloroetileno.

La sanseviera

➠ **¿Dónde colocarla?:** Colócala en una habitación, en el comedor o en el salón.

➠ **Su utilidad:** Auténtica depuradora de aire, absorbe el 13 % de tricloroetileno.

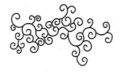

8

Para combatir el olor
a tabaco y reducir el benceno

¿Qué es el benceno?

El benceno es un hidrocarburo de fórmula C_6H_6. Es una sustancia líquida, incolora, inflamable y aromática (tienen un olor dulzón). También se llama bencina, benzol, gasolina, bicarburato de hidrógeno, aceite de hulla o hidruro de fenilo, entre otros nombres.

> De acuerdo con la clasificación de los contaminantes establecida por el Observatorio de la Calidad el Aire Interior, el benceno se halla entre los siete contaminantes «altamente prioritarios».

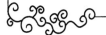

Las diferentes fuentes de emisión

El benceno es un constituyente del petróleo crudo. También se halla en las pinturas, las tintas, los plásticos, los detergentes, las colas y algunos productos de bricolaje y de mantenimiento.

Se encuentra en especial en el humo de los cigarrillos. Este último comprende más de 4.000 sustancias químicas de las cuales al menos cincuenta son compuestos cancerígenos conocidos. Entre estos últimos está el benceno.

Su impacto sobre la salud

Es tóxico e inflamable; por ello, su uso está estrictamente regulado. En algunos países está prohibido comercializar disolventes que contengan más del 0,1 % de benceno. El Código del trabajo de Francia, por ejemplo, fija valores límite de exposición profesional al benceno.

El benceno puede dañar las células sanguíneas. Los principales síntomas son: vértigos, temblores, cefaleas, náuseas, palidez, insomnio, trastornos oculares, somnolencia, aceleración del ritmo cardíaco, que puede llegar hasta la pérdida del conocimiento. El benceno tiene, asimismo, efectos irritantes sobre la piel y las mucosas (ocular y respiratoria en particular).

Es conocida la acción directa del humo sobre las vías respiratorias. La aplicación de la prohibición de fumar en los lugares públicos limita la exposición al humo. Pero fumar en casa o en el vehículo sigue siendo peligroso para la persona que fuma y, sobre todo, para los que le rodean (tabaquismo pasivo). Muchos piensan que basta con abrir las ventanas para limitar los riesgos. Por desgracia no es así, ya que los componentes del humo quedan en el aire. Absorbidos en parte por los tejidos, las cortinas o las moquetas siguen siendo emitidos más tarde a la atmósfera.

Intenta no fumar en tu domicilio, y menos aún si tienes niños. Si no fumas, pero otros lo hacen en tu presencia, ventila más la estancia.

Las plantas que capturan, entre otros, el benceno y el humo de cigarrillo

Las principales plantas utilizadas para este fin son: la hiedra, la cinta, el áloe, la palmera bambú, el espatifilo, la sanseviera, la azalea, la drácena, el filodendro, la aglaonema, la gerbera, la areca, la kentia, la nolina, el crisantemo y el ficus.

La aglaonema

➡ **¿Dónde colocarla?:** Colócala en una estancia luminosa, pero no soleada. Puede ser un salón, un pasillo o una entrada donde tenga luz tamizada, pues los rayos directos del sol pueden causarle quemaduras.

➡ **Su utilidad:** Es muy útil contra el benceno.

La areca

➡ **¿Dónde colocarla?:** Se desarrollará bien en todas las estancias. Puede medir hasta 1,30 metros de altura por 20 centímetros de diámetro. Evita los lugares donde haya una chimenea.

➡ **Su utilidad:** Esta planta descontaminante depura pequeñas cantidades de benceno.

La cinta

➡ **¿Dónde colocarla?:** Es una planta muy decorativa cuando los estolones caen a los lados. Conviene poner el tiesto en un lugar elevado. También puedes cultivar esta planta en grandes contenedores que sirvan de separación entre dos estancias.

➡ **Su utilidad:** Contribuye a eliminar el benceno que se encuentra en el aire.

El crisantemo

➠ **¿Dónde colocarlo?**: Coloca el crisantemo en una estancia bien iluminada, con una temperatura moderada.

➠ **Su utilidad:** El crisantemo elimina el benceno.

La drácena

➠ **¿Dónde colocarla?**: *Dracaena marginata* es una de las especies más fáciles de cultivar y de las más tolerantes. Le gustan el calor y la humedad. Puedes, asimismo, tener otra especie (*Dracaena deremensis*) en una estancia luminosa. Es la planta de salón por excelencia.

➠ **Su utilidad:** La drácena no tiene parangón como absorbedora de benceno. Su capacidad para depurar el benceno se demostró en Australia en 2001.

El espatifilo

➠ **¿Dónde colocarlo?**: Ubícalo en una estancia que sea muy luminosa, cerca de una ventana, pero evitando el sol directo. Ponla en el salón para depurar el aire. Aléjalo de toda fuente de calor.

➠ **Su utilidad:** Es útil contra el benceno.

El ficus

➠ **¿Dónde colocarlo?**: Coloca el ficus (*Ficus benjamina*) en una estancia grande y luminosa, en el comedor, el salón, un despacho Pero, sobre todo, no debe estar cerca de una puerta que dé al exterior o de una ventana que se abra a menudo. Tolera mal las corrientes de aire, que hacen que se le caigan las hojas.

➠ **Su utilidad:** El ficus es útil para absorber el benceno. Posee incontestables virtudes antitabaco.

El filodendro

➠ **¿Dónde colocarlo?**: Le resulta indispensable una buena iluminación, pero evita el sol directo. Es una planta que debe cultivarse aislada, pues es muy voluminosa y podría «ahogar» a los ejemplares situados cerca de ella. No tolera temperaturas inferiores a los 12 °C.
Es la planta ideal para un loft o un estudio.

➠ **Su utilidad:** Es una excelente planta descontaminante. El filodendro absorbe el benceno y el humo de los cigarrillos.

La gerbera

➠ **¿Dónde colocarla?**: Es muy sensible a la humedad. Ubícala al resguardo del sol y del frío.

➠ **Su utilidad:** Absorbe el benceno.

La hiedra

➠ **¿Dónde colocarla?**: Ponla sobre un mueble, una mesa baja, etcétera.
Puedes ponerla en el salón, el comedor, el despacho o incluso en la cocina.

➠ **Su utilidad:** La hiedra es la mejor planta para eliminar el benceno. Acaba con entre el 80 y el 90 % del benceno en 24 horas.

La kentia

➠ **¿Dónde colocarla?**: Debido a su tamaño (puede alcanzar 1,60 metros de altura) y a su envergadura, necesita estar en una estancia de gran tamaño (como el salón) donde pueda desarrollarse con comodidad. Ponla en la habitación donde se fuma, pues absorbe el humo de los cigarrillos.

➠ **Su utilidad:** Es muy eficaz para absorber el benceno.

La nolina

➡ **¿Dónde colocarla?:** A la nolina le gusta la luz y soporta el sol directo, excepto en verano, cuando se desaconseja su exposición directa al sol. Colócala en el salón o en el comedor.

➡ **Su utilidad:** La nolina absorbe el benceno.

La palmera bambú

➡ **¿Dónde colocarla?:** En la caja de la escalera.

➡ **Su utilidad:** Elimina el benceno y también es ideal para actuar como pantalla contra las emanaciones que proceden de ropa o de cortinas que acaban de recogerse de la tintorería.

La sanseviera

➡ **¿Dónde colocarla?:** Ubícala en un lugar muy luminoso. Puedes ponerla en una habitación, preferiblemente en un sitio alto.

➡ **Su utilidad:** Esta planta captura, entre otras cosas, el benceno del humo.

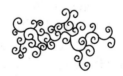

9

Contra el pentaclorofenol

¿Qué es el pentaclorofenol?

El pentaclorofenol (o PCP) es una molécula de fórmula C_6Cl_5OH.

De olor característico, puede presentarse en forma de polvo o de cristales blancos, prácticamente insolubles en agua, pero solubles en numerosos disolventes.

Según la ficha internacional de seguridad química sobre el pentaclorofenol (elaborada en el marco de la cooperación entre el programa internacional sobre la seguridad química y la Comisión Europea), «la sustancia se descompone al calentarla intensamente por encima de los 200 °C, produciendo humos y gases tóxicos. Reacciona de forma violenta con los oxidantes fuertes y el agua, provocando peligro de incendio y de explosión».

Las diferentes fuentes de emisión

El pentaclorofenol se utiliza como fungicida para el tratamiento y la protección de la madera. También se emplea para blanquear la pasta de papel y para impregnar tejidos no destinados a la confección o a la decoración.

Su impacto sobre la salud

El pentaclorofenol puede ser absorbido por el organismo por inhalación, por vía cutánea o por ingestión. Es irritante para los ojos, la piel y las vías respiratorias. Los principales síntomas son: fatiga, cefaleas, nerviosismo, insomnio y debilidad general.

Según la ficha toxicológica FT 11 del Instituto Nacional de la Investigación y de Seguridad (INRS, según sus siglas en francés), «en concentraciones atmosféricas superiores a 1 mg/m³, los aerosoles son irritantes para la nariz, los ojos y las vías aéreas superiores». Un contacto repetido o prolongado con la piel puede provocar dermatitis. «Las soluciones tienen una acción irritante sobre la piel a partir del 10 % en caso de exposición breve y aislada; a partir del 1 %, en caso de contactos repetidos, puede provocar quemaduras graves». Se han documentado numerosas intoxicaciones graves, algunas incluso mortales.

Otros síntomas señalados son: hipertermia, taquicardia, afectación hepática y renal que pueden alcanzar el sistema cardiovascular, provocando problemas en el corazón e insuficiencia cardíaca.

El uso del pentaclorofenol está regulado. Está prohibido en los Países Bajos, en Alemania, en Suiza o en Bélgica, por ejemplo. En Francia, el decreto del 7 de julio de 1994 prohíbe poner a la venta productos que contengan más de un 0,1 % de pentaclorofenol. Existen derogaciones, en especial para la impregnación de tejidos y fibras no destinadas a la decoración ni a la confección, para el tratamiento *in situ* de edificios de interés histórico y cultural (las autorizaciones se conceden caso por caso), para preservar la madera destinada a algunos usos (excepto las maderas que se utilizan para fabricar muebles o embalajes alimentarios), como agente de síntesis o de transformación en procesos industriales. En España, como en otros países, el uso se encuentra muy restringido, por tener efectos perjudiciales tanto para la salud como para el medio ambiente .

Las exposiciones prolongadas o repetidas al pentaclorofenol pueden producir efectos sobre el sistema nervioso central, los riñones, el hígado, el sistema inmunitario y la tiroides.

Está clasificado como muy tóxico y como cancerígeno de categoría 3.

Las plantas que absorben el pentaclorofenol

La principal planta utilizada es el filodendro.

El filodendro

➡ **¿Dónde colocarlo?:** Coloca el filodendro (*Philodendron scandens*) en el salón. Si adquieres un soporte para que pueda trepar, asegúrate de que sea suficientemente grande para los próximos años. Precisa una gran luminosidad.

➡ **Su utilidad:** El filodendro absorbe muy bien el pentaclorofenol. Éste sigue difundiéndose aunque ya no se advierta su olor. Esta planta depura también el aire de los COV producidos por las colas y los papeles pintados.

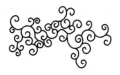

10

Plantas para humidificar el aire

Nuestro modo de vida actual (climatización, aislamiento casi hermético de nuestras viviendas, calefacción excesiva, falta de aireación) nos lleva a vivir en el día a día en lugares donde la humedad es cada vez más escasa.

El ambiente de nuestros hogares se torna particularmente seco durante el otoño y el invierno. Una humedad baja tiene efectos negativos para la salud y, además, un aire demasiado seco es, en parte, responsable de numerosas infecciones invernales.

¿Cómo humidificar el aire de tu hogar?

Si quieres gozar de buena salud, la humedad de tu vivienda debe ser superior al 50 %. En las personas sensibles, el aire seco puede provocar afecciones respiratorias.

Pequeñas ideas para humidificar el aire:

El humidificador de aire

El humidificador de aire sirve para humidificar o para mantener el grado de humedad de una estancia.

➡ **El humidificador de aire caliente** calienta el ambiente. El calor que emana del humidificador tiene como objetivo invadir la atmósfera. ¡Es ideal en caso de resfriados o síndromes gripales! En efecto, el aire seco irrita la garganta y las vías nasales. Al humidificar la atmósfera, se obtiene un alivio rápido.

➡ **El humidificador de aire frío** se emplea para las estancias de mayor tamaño, si en estas últimas hay plantas verdes.

Pequeños trucos: no olvides el mantenimiento regular del humidificador. Colócalo sobre una superficie plana y firme. Comprueba que los niveles de humedad se mantengan entre el 40 y el 50 %.

Una solución natural para humidificar el aire

Pon un recipiente de agua o un saturador (humidificador de aire de cerámica, acero inoxidable o cristal) sobre el radiador. También puedes añadirle algunas gotas de aceites esenciales.

El higrómetro

El higrómetro es un aparato que sirve para medir la higrometría (el grado de humedad del aire). En función de los resultados que dé, puedes controlar la humedad ambiente y regular su porcentaje.

El instrumento más preciso es el higrómetro de condensación (higrómetro con espejo refrigerado). Mide la temperatura a la que se condensa el agua contenida en el aire. Este higrómetro está reservado sobre todo a los científicos, pues su uso es bastante complejo.

Para un uso doméstico, existen en el comercio diversos tipos de higrómetros más sencillos de utilizar y también más prácticos:

➡ **El higrómetro mecánico de resorte metálico** (es el más barato, pero el menos preciso). Su principio es el alargamiento de un

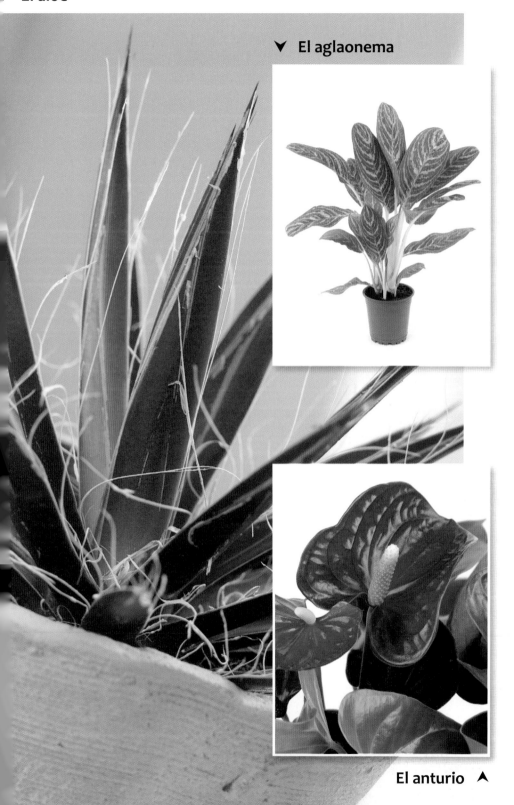

El aloe

El aglaonema

El anturio

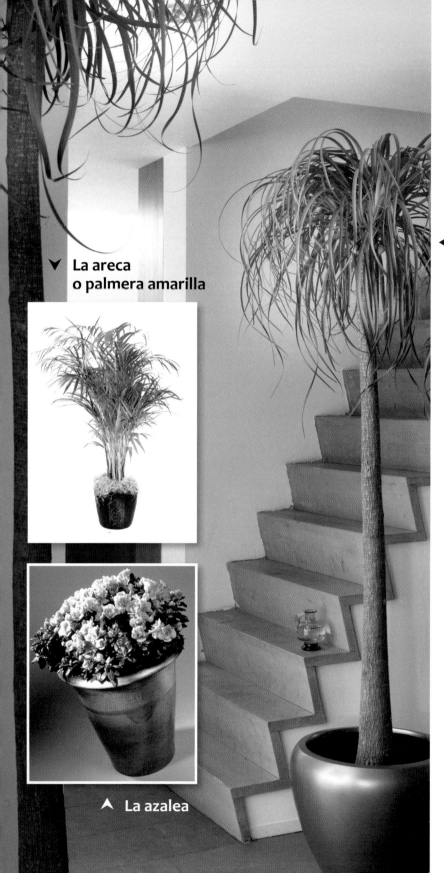

◀ La noli

▼ **La areca o palmera amarilla**

▲ La azalea

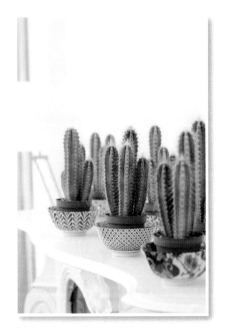

El cactus antorcha plateada ∧

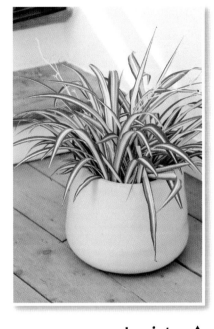

La cinta ∧

El crisantemo ∨

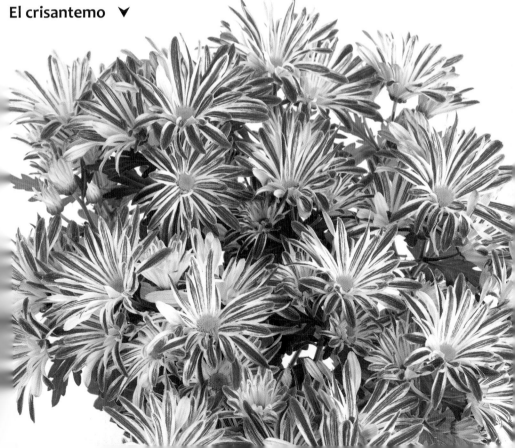

Dieffenbachia ➤

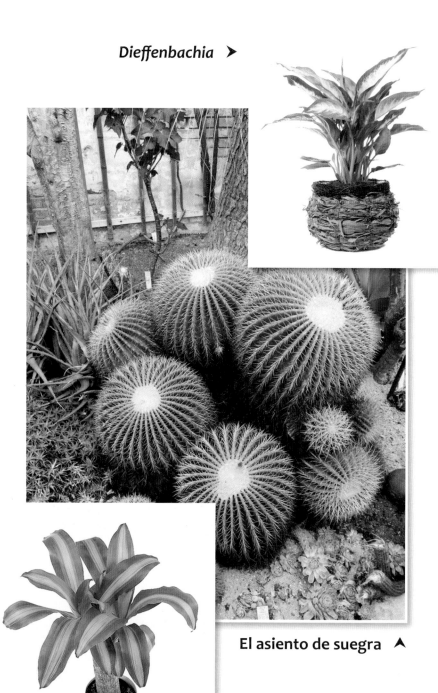

El asiento de suegra ⋀

La drácena ⋀

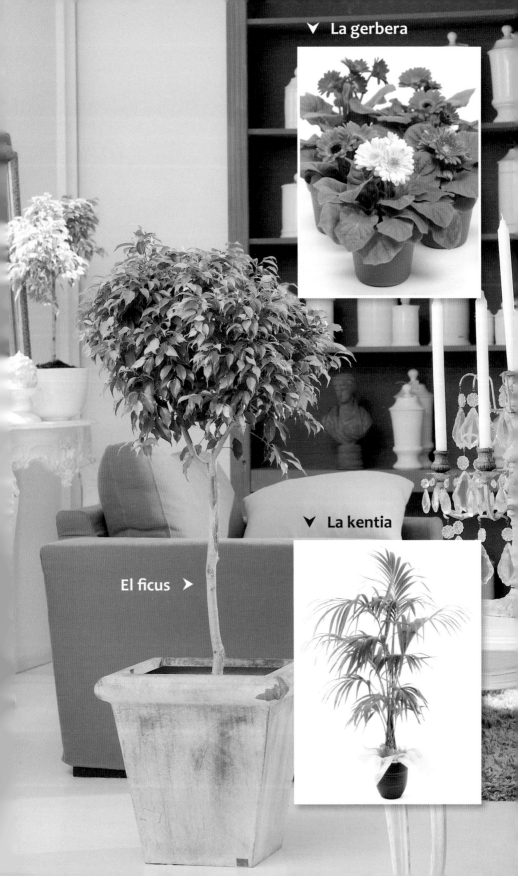

La gerbera

La kentia

El ficus ➤

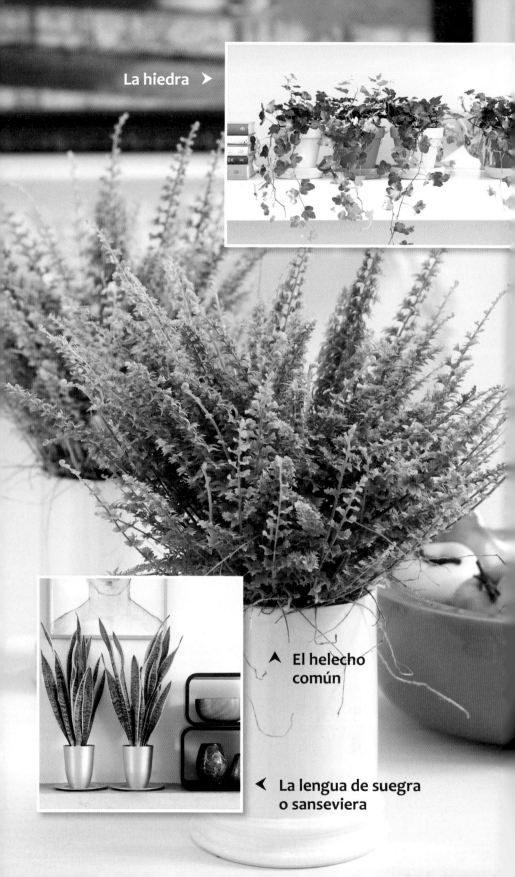

La hiedra ➤

▲ El helecho común

◄ La lengua de suegra o sanseviera

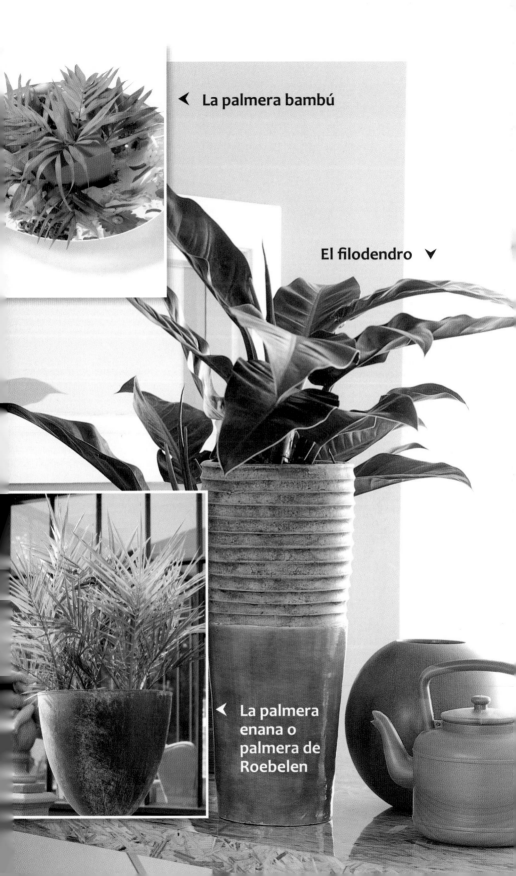

◄ La palmera bambú

El filodendro ▼

◄ La palmera
enana o
palmera de
Roebelen

El espatifilo

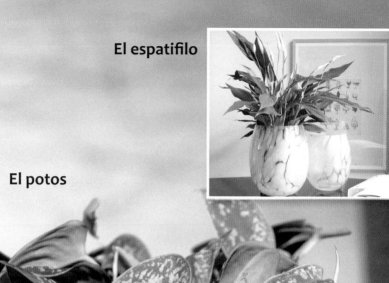

▼ **El potos**

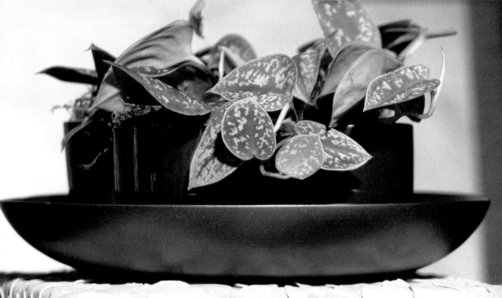

El rododendro ▼

▼ **El scindapsus
o potos de oro**

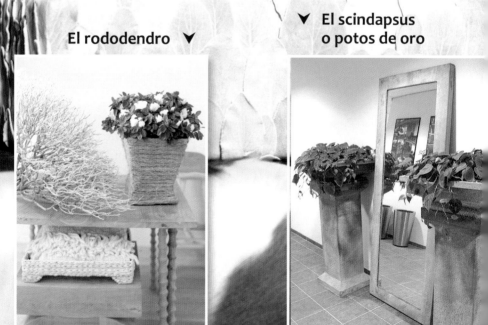

resorte de metal o de una barrita de materiales de composite en función de la humedad del aire. La lectura es directa sobre un cuadrante de aguja.

➠ **El higrómetro mecánico de cabello** (conviene calibrarlo bien antes de utilizarlo). El principio consiste en el alargamiento de un cabello o de una fibra natural o sintética en función de la humedad del aire. La lectura es directa sobre un cuadrante de aguja.

➠ **El higrómetro digital.** El principio consiste en medir la resistencia eléctrica en materiales cerámicos o metálicos. La lectura es directa en el cuadrante de cristal líquido.

➠ **El psicrómetro honda o giratorio de dos termómetros.** El principio consiste en hacer girar el sistema durante algunos segundos antes de tomar la medida. La diferencia de temperatura entre un termómetro seco y otro mojado proporciona la tasa de humedad. La lectura se hace con la ayuda de una tabla.

➠ **El psicrómetro ventilado de termómetro o de pareja de termómetros.** El principio reside en la diferencia de temperatura entre un termómetro seco y otro húmedo que proporcionan la tasa de humedad. La lectura se hace con la ayuda de una tabla.

➠ **El higrómetro de condensación.** El principio reside en que la humedad ambiente es absorbida por una película de polímeros aplicada sobre un condensador. La lectura es directa sobre un cuadrante de cristal líquido.

Las plantas que incrementan los niveles de humedad del aire

Elige sobre todo plantas que incrementen los niveles de humedad del aire al liberar una mayor cantidad de vapor de agua por evapotranspiración de las hojas. De hecho, durante la fotosíntesis, las plantas absorben moléculas de agua. Cuando respiran y transpiran, las expulsan. La planta regula la intensidad de esta transpiración abriendo sus estomas. El agua pasa de la tierra a las raíces, y luego de las raíces a las hojas, donde se evapora.

Con determinadas plantas, los niveles de humedad en el interior de nuestras casas pueden aumentar del 4 al 8 %, lo que reduce los problemas asociados a las molestias respiratorias, el asma y la irritación de la piel.

Cuanto más grande y gruesa sea la planta, más importante será el intercambio gaseoso; el 97 % del agua que proporcionas a una planta al regarla retorna al aire. Algunas son más útiles que otras para humidificar el aire. Algunas de ellas tienen pequeñas aberturas en la cara anterior de sus hojas, que expulsan agua a la atmósfera.

Las plantas que tienen una gran capacidad de filtrar el aire y de humidificarlo son: el helecho, la gerbera, el potos, el filodendro, el singonio y *Dieffenbachia*.

Dieffenbachia

➠ **¿Dónde colocarla?:** Ubícala en una estancia orientada al oeste. Precisa luz y humedad. No le conviene el sol directo, pero valora una temperatura constante entre los 18 y los 22 °C.

➠ **Su utilidad:** Resulta útil en una estancia climatizada en la que haya escasa humedad.

El filodendro

➠ **¿Dónde colocarlo?:** Colócalo en un salón grande, un estudio o un loft.

➠ **Su utilidad:** El filodendro tiene un papel destacado en la humidificación y purificación del aire interior gracias a sus grandes hojas.

La gerbera

➠ **¿Dónde colocarla?:** Coloca la gerbera en un invernadero o una veranda. Evita el sol intenso durante el verano.

➤ **Su utilidad:** Será útil en una estancia climatizada, en la que haya poca humedad.

El helecho

➤ **¿Dónde colocarlo?:** Esta planta quiere luz indirecta. Colócala en la semisombra. Evita tanto el sol directo como la oscuridad.

➤ **Su utilidad:** Es útil para humidificar el aire.

El potos

➤ **¿Dónde colocarlo?:** Necesita luz. Puedes hacer que trepe a lo largo de una ventana o de una estantería. Cualquier lugar le va bien y no es difícil de cultivar.

➤ **Su utilidad:** El potos es eficaz para oxigenar una estancia. Ponlo en el salón, preferiblemente en un lugar elevado.

El singonio

➤ **¿Dónde colocarlo?:** Colócalo en una estancia de gran tamaño. Aléjalo de las fuentes de calor, puesto que resecan el ambiente.

➤ **Su utilidad:** El singonio es eficaz para humidificar el aire.

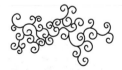

11

Contra el monóxido de carbono

El monóxido de carbono (CO) es un gas inodoro, incoloro, invisible y tóxico. Es el resultado de una mala combustión (combustión incompleta) en un aparato que utilice una energía combustible (fuel, madera, gas natural, carbón, gasolina, propano, etcétera), cuando la oxigenación de la vivienda es insuficiente. Como su densidad es muy próxima a la del aire, se difunde con mucha rapidez por el medio. Actúa como un gas asfixiante muy tóxico que, absorbido en pocos minutos por el organismo, se fija a la hemoglobina. Ten cuidado, ya que el monóxido de carbono, por desgracia, puede causar intoxicaciones mortales.

> De acuerdo con la clasificación de contaminantes establecida por el Observatorio de la Calidad del Aire Interior, el monóxido de carbono se encuentra entre los doce contaminantes «muy prioritarios».

Cada año, la utilización de un sistema de combustión defectuoso, mal instalado o no regulado origina numerosas intoxicaciones por monóxido de carbono. Hay que saber cómo reconocer los síntomas. Y, sobre todo, respetar ciertas normas de seguridad a fin de evitar funcionamientos defectuosos y, en consecuencia, accidentes. Pues es posible intoxicarse sin darse cuenta, dado que el óxido de carbono, llamado con mayor precisión monóxido de carbono, es un gas inodoro, incoloro e insípido. Como su densidad es próxima a la del aire, se filtra con gran rapidez.

Las principales fuentes de monóxido de carbono en la vivienda son:

- Calderas (gas, fuel, carbón, leña).
- Calentadores de agua.
- Estufas e inserts para chimeneas.
- Estufas móviles de refuerzo.
- Cocinas (de carbón, gas, leña).
- Motores de automóvil en los garajes.

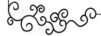

En el marco del Plan Nacional Sanitario de Prevención de Riesgos para la Salud Asociados al Medio Ambiente (PNSE, según sus siglas en francés), se ha llevado a cabo una campaña para reducir en un 30 % la mortalidad por intoxicación por monóxido de carbono. Las campañas anuales de prevención y de información sobre las intoxicaciones subrayan las conductas que hay que seguir en caso de intoxicación, las condiciones de uso y de mantenimiento de los aparatos y de su instalación.

Qué hacer para evitar una intoxicación por monóxido de carbono

➠ Para que no haya una mala evacuación de los productos de combustión, verifica que las conducciones de humos no estén obstruidas, pues, de otro modo, es imposible eliminar los gases resultantes de la combustión.

Consejo: deshollina las chimeneas al menos una vez al año. Asimismo, comprueba que los aparatos estén conectados a una conducción de humos. Sólo están exentos de ello los aparatos de cocción, los calentadores de gas de poca potencia y algunas estufas de refuerzo (de butano, propano o petróleo) provistas de dispositivos controladores de atmósfera.

➠ Asegúrate de que los aparatos de calefacción y de producción de agua caliente tengan suficiente oxígeno.

Consejo: cerciórate de que tu vivienda esté bien ventilada.

➠ Incluso un pequeño calentador de agua puede emitir monóxido de carbono. Puede ocurrir si la salida de gas ha sido manipulada para obtener agua más caliente o si las canaletas están sucias debido a un mal mantenimiento, o incluso si se ha utilizado de manera demasiado prolongada (con este tipo de aparatos no se deben superar los ocho minutos).

Consejo: ten en cuenta que debes realizar el mantenimiento del calentador.

➠ Si los aparatos de calefacción o de producción de agua caliente tienen un mal mantenimiento, los combustibles no se quemarán correctamente, lo que puede causar emanaciones de dióxido de carbono.

Consejo: haz que un profesional revise de manera regular la cocina, la caldera, el calentador, los convectores, etcétera.

➠ Si una estancia no está bien aireada, la combustión dentro de los aparatos será incompleta y emitirán monóxido de carbono.

Consejo: revisa la ventilación de tu vivienda, sobre todo la del cuarto donde esté instalado el aparato de combustión. Airea y ventila cada día la casa, incluso en invierno. Nunca tapes las entradas de aire. Asimismo, comprueba que las salidas de aire no estén taponadas, que las rejillas de ventilación de las ventanas no estén obstruidas y que la estancia no esté demasiado aislada.

➠ Las estufas de refuerzo no están conectadas al exterior y las emanaciones de gas no se evacúan.

Consejo: estos aparatos no deben utilizarse más de unas cuantas horas seguidas.

➠ El uso incorrecto de algunos aparatos puede provocar emanaciones de monóxido de carbono.

Consejo: respeta siempre las normas de utilización de los aparatos de combustión que vienen en el folleto del fabricante.

➠ Si los quemadores de la cocina de gas están sucios, la mezcla aire-gas no se producirá en buenas condiciones y el quemador puede apagarse.

Consejo: limpia regularmente los quemadores. Una llama bien regulada no debe ensuciar el fondo de las cacerolas.

➠ Tienes ventilación mecánica controlada (VMC).

Consejo: revisa de manera periódica la VMC.

Su impacto sobre la salud

El monóxido de carbono es la primera causa de intoxicación accidental en el ámbito doméstico en muchos países. Cada año, se produce un gran número de casos de intoxicación por monóxido de carbono y también algunas muertes. Nos afecta a todos, y todos, un día u otro, podemos ser víctimas de esta intoxicación que se produce a menudo al llevar a cabo acciones simples de nuestra vida cotidiana como poner en marcha el agua caliente o la calefacción. Puede manifestarse de forma aguda, en cuyo caso necesita atención urgente, o bien de forma crónica, mucho más difícil de advertir. Así pues, hay que estar atentos para detectar cuanto antes esta intoxicación.

Los pulmones inhalan el monóxido de carbono que se encuentra en el aire al respirar. Sus propiedades tóxicas son el resultado de su combinación con la hemoglobina, proteína que habitualmente transporta el oxígeno en la sangre. Una vez inhalado, el monóxido de carbono pasa a la sangre y se fija a la hemoglobina de la sangre en lugar de al oxígeno. Así, la sangre aporta cada vez menos oxígeno a los tejidos, que se irán asfixiando progresivamente. El monóxido de carbono puede combinarse, asimismo, con otras proteínas, como la mioglobina de los músculos.

Hay dos tipos de intoxicación:

➠ **La intoxicación aguda rápida.** Requiere la intervención de los servicios de urgencias. Se manifiesta mediante vértigos y pérdida de conocimiento, pudiendo ir desde impotencia muscular y desvanecimiento, según la concentración del gas en la estancia y la duración de la exposición, hasta el coma o el fallecimiento. En menos de una hora, este gas puede resultar mortal.

➠ **La intoxicación crónica.** No es fácil saber si uno está intoxicado, pues los síntomas se parecen a los de una gripe o una intoxicación alimentaria: cefaleas, fatiga, vértigos, náuseas, vómitos, aturdimiento, falta de reflejos, problemas de audición, de olfato, de gusto y de visión, problemas respiratorios y cardíacos Una exposición prolongada incluso a concentraciones bajas de monóxido de carbono puede tener efectos a largo plazo, en particular cardiovasculares y de comportamiento neurológico.

Cuando los síntomas clínicos hacen sospechar una intoxicación con monóxido de carbono, debería hacerse un reconocimiento del aire espirado con un carboxímetro (un detector específico de monóxido de carbono). También es necesario medir la cantidad de monóxido de carbono en la atmósfera ambiente y verificar que no exista una instalación peligrosa o falta de ventilación.

- 0,1 % (o 1.000 ppm) de CO en el aire acaba con la vida en 1 hora.
- 1 % (o 10.000 de ppm) de CO en el aire acaba con la vida en 15 minutos.
- 10 % (o 100.000 ppm) de CO en el aire acaba con la vida de inmediato.

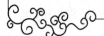

Las medidas de seguridad en caso de accidente

- Ante todo, airea abriendo las puertas y las ventanas.
- Si es posible, apaga los aparatos de combustión que estén en funcionamiento.
- Llama a los bomberos (080) o al Servicio de Urgencias Médicas (112).
- Haz que se evacúen los locales y sal al exterior.

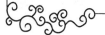

Las reglas que debes respetar para calentar la casa con seguridad

Es importante respetar las reglas de seguridad, en especial porque los síntomas no son fáciles de diagnosticar. En casa, una precaución más es un riesgo menos.

Por lo general, se suele recomendar:

➡ Despejar los conductos de evacuación y las aberturas de aireación.

➡ Confiar la instalación de los aparatos de calefacción y de producción de agua caliente a profesionales cualificados. Los conductos de salida de humos deben limpiarse una o dos veces al año.

➡ Velar por la estanqueidad y el aislamiento térmico de los conductos de salida de humos.

➡ Un calentador no debe abastecer a más de tres terminales.

➡ Hay que cumplir las normas de seguridad vigentes que hagan referencia a las instalaciones de gas natural o estufas de butano.

➡ No poner en funcionamiento aparatos alimentados por carbón si el frío no es intenso.

➡ No emplear tiestos del revés sobre un quemador de gas, un horno encendido con la puerta abierta para caldear la cocina o un hornillo de camping gas destinado a uso exterior en un interior. Estos calentadores improvisados son peligrosos en un lugar con una aireación insuficiente.

➠ En caso de accidente, hacer que todas las personas presentes salgan de inmediato.

➠ Instalar un detector-avisador de monóxido de carbono. Avisa de la presencia anormal de este gas mediante una sirena de alarma. Colócalo en el techo o un poco más bajo, cerca de tu dormitorio (*véase* recuadro).

El detector de monóxido de carbono

Existen en el comercio detectores de monóxido de carbono portátiles o fijos. Por lo general, se trata de aparatos de gran fiabilidad. En algunas viviendas de nueva construcción con sistemas domóticos se han incorporado detectores para mayor seguridad de los ocupantes.Si compras un detector, comprueba que se trate de uno que siga la normativa vigente, es decir, que contenga las prescripciones generales que afectan a la fabricación, las pruebas y la idoneidad para el funcionamiento de los aparatos de detección de monóxido de carbono que funcionan mediante electricidad, concebidos para un uso continuado en locales de uso privado.

El detector de monóxido de carbono está destinado a avisar cuando exista una acumulación de CO, permitiendo así al inquilino reaccionar con rapidez antes de que corra un riesgo significativo.

La normativa exige que el detector de monóxido de carbono tenga autonomía, que salte una alarma para señalar el final de su autonomía, que lleve integradas alarmas sonoras y visuales y que el detector pueda funcionar a temperaturas entre los -10 y los +40 °C.

La alarma debe activarse en los siguientes casos:
- No antes de 2 horas para una concentración de 30 ppm.
- Entre 1 h y 1 h 30 para una concentración de 50 ppm.
- Entre 10 y 40 minutos para una concentración de 100 ppm.
- Antes de 3 minutos para una concentración de 300 ppm.

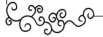

Cuidado con el dióxido de azufre (SO$_2$)

Los vertidos de azufre se deben principalmente a la utilización de combustibles fósiles sulfurosos (fuel, gasóleo, carbón, etcétera). Se producen en las estancias que disponen de calefacción a carbón o fuel-oil.

Regla de oro: airear cada día y revisar la calefacción una vez al año.

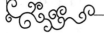

Las plantas que absorben el monóxido de carbono

Las principales plantas utilizadas son: la cinta, el potos, la drácena, el anturio, la azalea, el crisantemo, la gerbera y el singonio.

El anturio

➡ **¿Dónde colocarlo?**: Colócalo en la cocina. No tolera los ambientes muy secos, que hacen que sus hojas se enrollen.

➡ **Su utilidad**: Absorbe el monóxido de carbono.

La azalea

➡ **¿Dónde colocarla?**: Colócala a plena luz, en el salón.

➡ **Su utilidad**: Absorbe el monóxido de carbono.

La cinta

➡ **¿Dónde colocarla?**: Ubícala en una estancia orientada al norte, a plena luz. Ponla en la cocina: absorberá el monóxido de carbono que desprende el hornillo de gas.

➡ **Su utilidad**: Según su tamaño, la cinta permite absorber hasta el 96 % de monóxido de carbono.

El crisantemo

➠ **¿Dónde colocarlo?**: Colócalo en una estancia bien iluminada, con una temperatura moderada.

➠ **Su utilidad:** Absorbe el monóxido de carbono.

La drácena

➠ **¿Dónde colocarla?**: Ponla en el salón. No le gustan las atmósferas demasiado secas, que hacen que sus hojas se tornen marrones.

➠ **Su utilidad:** Absorbe bien el monóxido de carbono.

La gerbera

➠ **¿Dónde colocarla?**: Ubícala en un dormitorio.

➠ **Su utilidad**: Elimina cierta cantidad de monóxido de carbono.

El potos

➠ **¿Dónde colocarlo?**: El potos tolera la sombra. Para que las hojas tengan más color, es preferible colocarlo en una estancia más luminosa, evitando exponerlo al sol directo. Durante el invierno, ponlo en un lugar bastante fresco (16-18 °C).

➠ **Su utilidad**: El potos permite absorber hasta el 75 % del monóxido de carbono.

El singonio

➠ **¿Dónde colocarlo?**: Colócalo en el comedor o el salón. Si lo pones cerca de una ventana, procura que tenga un visillo, pues no le gusta el sol directo. Evita las ventanas orientadas al sur.

➠ **Su utilidad**: El singonio absorbe el monóxido de carbono.

12

Contra el plomo

La intoxicación por plomo (o saturnismo) es uno de los mayores peligros para la salud, en especial para jóvenes y niños. Actualmente, se ha reducido el contenido en plomo de la gasolina, responsable del 85 % de este metal que está presente en la atmósfera. Sin embargo, si bien es cierto que la concentración atmosférica de plomo ha disminuido en gran medida y la exposición profesional a esta sustancia está cada vez más controlada, no ocurre lo mismo en la vida cotidiana: cañerías de plomo, pinturas en algunos locales muy viejos, etcétera. Los edificios son, en efecto, una fuente de esta intoxicación. El plomo que contienen algunas pinturas antiguas puede provocar intoxicaciones agudas o subagudas si son ingeridas por los niños, porque están degradadas o bien porque son liberadas al hacer reformas.

Desde la década de 1990, el saturnismo infantil ha reaparecido en algunos países

Desde la década de 1990, el saturnismo infantil ha reaparecido en algunos países, unido, en especial, a la ocupación, por parte de familias con niños pequeños, de viviendas antiguas, donde había viejas pinturas con plomo.

Asimismo, hay que tener cuidado con algunas pinturas de interior que a menudo contienen secantes (para acelerar el proceso de secado). En la mayoría de los casos, son derivados orgánicos del plomo. Las pinturas anticorrosión también contienen entre un 60 y un 80 % de este metal. Por suerte, se utilizan sobre todo en exteriores.

Una encuesta realizada en 1995-1996 por el Instituto Nacional de Salud y de Investigación Médica de Francia (Inserm, por sus siglas en francés) y la Red Nacional de Salud Pública estimó en 84.000 el número de niños franceses de 1 a 6 años que presentaban una plombemia superior a 100 microgramos/litro. De acuerdo con las cifras publicadas por el Instituto Nacional de Vigilancia Sanitaria, en Francia habría en 2008-2009 unos 5.333 niños de 1 a 6 años afectados por esta intoxicación de plomo. La prevalencia del saturnismo ha pasado del 2,1 % en 1995-1996 al 0,11 % en 2008-2009.

La Red Nacional de Salud Pública de Francia

Creada el 18 de junio de 1992, la Red Nacional de Salud Pública (RNSP) es un organismo francés dependiente del ministerio de Asuntos Sociales, de Sanidad y de la Ciudad, que se encarga de coordinar las intervenciones en el ámbito de las enfermedades infecciosas y de los efectos de la contaminación ambiental sobre la salud. Lleva a cabo estudios sobre el saturnismo, entre otros.

El Instituto Nacional de Salud e Investigación Médica de Francia

Creado en 1964, el Instituto Nacional de Salud e Investigación médica (Inserm, por sus siglas en francés) es un organismo público de carácter científico y tecnológico, dependiente de los ministerios de Sanidad e Investigación.

El Instituto Nacional de Vigilancia Sanitaria de Francia

El Instituto Nacional de Vigilancia Sanitaria es un organismo público encargado de vigilar de manera permanente el estado de salud de la población. Dependiente del Ministerio de Sanidad, tiene el cometido de supervisar, vigilar y alertar en todos los ámbitos de la salud pública. Creado a partir de la ley del 1 de julio de 1998 relativa al refuerzo de la vigilancia sanitaria y al control de la seguridad sanitaria de los productos destinados al consumo humano, la tarea del Instituto Nacional de Vigilancia Sanitaria se ha completado y reforzado por la ley del 9 de agosto de 2004 relativa a la política de salud pública.

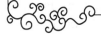

De acuerdo con un informe de la Comisión de tóxico-vigilancia, un comité técnico «plomo» propuso, en 1993 en Francia, un Programa nacional de lucha contra el saturnismo. El cribado debía dirigirse principalmente a los niños expuestos cuyas edades estuvieran comprendidas «entre 6 meses y 6 años, con especial atención al tramo 18/36 meses, que vivan o permanezcan durante un tiempo en pisos antiguos y en mal estado o mal rehabilitados». También se incluyen aquellos niños que viven en las cercanías de empresas que generen desechos de plomo o en regiones con abastecimiento de aguas ácidas no tratadas, o aquellos cuyos padres ejercen actividades relacionadas con el empleo del plomo.

La ley n.° 98-657 del 29 de julio de 1998 relativa a la lucha contra la exclusión instituyó en el Código de la sanidad pública un dispositivo específico de lucha contra el saturnismo infantil para reforzar esta campaña. La ley n.° 2004-806 del 9 de agosto de 2004, referente a la política pública, consolidó las medidas de lucha contra el saturnismo relacionado con la vivienda. Se refiere sobre todo a las medidas de urgencia (por ejemplo, si el prefecto tiene conocimiento de casos de saturnismo) y a medidas preventivas. Publicado en el *Diario oficial* del 26 de abril de 2006, el decreto n.° 2006-474 del 25 de abril de 2006 relativo a la lucha contra el saturnismo regula la aplicación de este nuevo dispositivo.

Las diferentes fuentes

Las pinturas

La principal fuente de intoxicación en muchos países desarrollados son las pinturas al albayalde o cerusita. Se emplean con frecuencia en la construcción debido a su protección contra la humedad y a su excelente capacidad de cobertura. El albayalde (carbonato de plomo) es un pigmento blanco a base de plomo, utilizado a menudo para la fabricación de pinturas y enlucidos en el siglo XIX. En muchos países se ha prohibido el empleo de albayalde en trabajos de pintura, pero no su producción. En Francia, por ejemplo, un decreto del 30 de diciembre de 1948 confirmó por fin esta prohibición. Una directiva europea del 7 de noviembre de 1977 exige un etiquetado particular (que advierta sobre los riesgos) de las pinturas, barnices, colas y tintas que contengan más de un 0,5 % de plomo. Hubo que esperar a 1993 para que se prohibieran en el mercado las pinturas que contuvieran albayalde.

El riesgo es limitado, pero continúa presente para los niños que habiten en una vivienda antigua y degradada o mal rehabilitada (en especial si fue construida antes de 1948). Los desconchones y el polvo que desprenden son en ese caso fuentes de intoxicación.

En esas viviendas existen concentraciones elevadas de plomo. En efecto, cuando un revestimiento mural se agrieta, todas las capas (y las primeras suelen ser a base de albayalde) se desprenden simultáneamente del yeso.

Es preciso advertir que no es necesario que un niño ingiera una gran cantidad de plomo para que se intoxique. Un simple desconchón de pintura de un gramo contiene un 0,3 % de plomo.

El polvo

El polvo origina, asimismo, casos de saturnismo infantil, ya sea en el interior de las viviendas o en el exterior, en los jardines o en los parques infantiles. Proviene esencialmente del deterioro de las pinturas interiores y exteriores de los inmuebles, de los locales individuales o de los equipamientos colectivos.

Algunos trabajos de rehabilitación aumentan a menudo los riesgos al enriquecer en gran medida el contenido en plomo del polvo de las viviendas y de las zonas comunes.

Si restauras un piso antiguo, limpia bien las pinturas y los suelos. Si la pintura de las paredes es sospechosa, coloca papel pintado o dale una capa de pintura nueva. Lijar la pintura antigua no haría más que diseminar aún más polvo de plomo en el aire. En cambio, puedes lavar las paredes, la carpintería o los suelos. Esto reduce el riesgo de exposición al polvo.

Cuidado con las lijadoras y las decapadoras térmicas, puesto que son peligrosas. Su empleo produce micropartículas o vapores que contaminan todas las superficies y aumentan de manera considerable la cantidad de metal inhalado.

La alimentación

La alimentación tan apenas aporta plomo. Las verduras, las frutas, los cereales y los productos lácteos contienen pequeñas cantidades de este metal. La contaminación de los vegetales por el plomo atmosférico es débil y limitada a las zonas próximas a los ejes viarios y a industrias que trabajen con este metal. Evita los alimentos en conserva contenidos en botes soldados con plomo (en especial algunos botes de hojalata).

El agua

Tras regular el uso del plomo en las pinturas, una directiva europea de 1998 fijó para 2013 un límite de 10 microgramos de plomo por litro de agua. Este valor se aplica al grifo del consumidor. Se trata de la directiva del Consejo de la Unión Europea n.º 98/83/CE del 3 de noviembre de 1998 referente a la calidad del agua destinada al consumo humano, que fija las normas de calidad mínimas que debe respetar el agua.

En Francia, por ejemplo, desde finales de la década de 1980, el contenido máximo de plomo en el agua destinada al consumo humano es de 50 microgramos por litro. (El mismo límite está vigente actualmente en España).

Si vives en una casa antigua, comprueba el material de que están hechas las tuberías del agua. Si son de plomo, lo mejor es cambiarlas, o, como mínimo, consume sólo agua mineral, incluso para preparar el té o el café.

Asimismo, puedes hacer que un laboratorio especializado analice el agua (en tu municipio te facilitarán los datos). Si hay suerte, el paso del agua habrá creado tal capa de cal en las tuberías que el plomo no tendrá manera de franquearla. ¡Esto demuestra que la cal no es tan mala como dicen! De todos modos, hay que tener cuidado no sólo con el plomo, sino también con el hierro galvanizado, que contiene zinc; éste, cuando es impuro, contamina el agua con otro metal tóxico: el cadmio.

La absorción de plomo puede provocar graves problemas neurológicos y puede causar en los niños pequeños graves retrasos psicomotrices.

Los contaminantes de plomo que se encuentran en el agua potable proceden esencialmente de dos fuentes:

- Las canalizaciones de agua (red pública, etcétera).
- Los empalmes, los grifos y las soldaduras.

Recientemente se ha prohibido el uso del plomo para las canalizaciones.

En la red pública de distribución de agua, las canalizaciones de plomo se han ido sustituyendo poco a poco. Pero las canalizaciones de empalme más antiguas son aún en parte de plomo.

Soluciones para evitar los riesgos del plomo en el agua

La única manera de eliminar por completo el riesgo inherente al plomo en el agua consiste en reemplazar las tuberías, las soldaduras y los empalmes de plomo.

Una solución temporal: un filtro ensamblado al grifo permite durante algunos meses (luego hay que cambiar el cartucho) que el contenido en plomo descienda a 2 microgramos por litro.

Algunos consejos

➡ Nunca utilices cerámica decorativa o alfarería artesanal para la preparación de alimentos, sobre todo si son un poco ácidos. Evita el uso alimentario del estaño decorativo. No emplees utensilios de cocina que hayan sido reparados con una soldadura de plomo, resérvalos para decoración.

➡ Desconfía de los vasos y las jarras de vidrio de plomo, tan apreciados por su brillo, pues liberan plomo en los líquidos que contienen. Beber de vez en cuando vino en este tipo de vasos no es peligroso, pero no se recomienda usarlo cada día. Los vinos y licores que se guardan en estas jarras o botellas adquieren en tres o cuatro meses un contenido en plomo peligroso. Cuanto más ácido es el líquido, más rápido se libera el plomo.

➡ Existen medios «biológicos», o más concretamente «alimentarios», para combatirlo. Una dieta rica en calcio frena la absorción del plomo a través de la pared intestinal, pero si el calcio lo aporta leche no fermentada, ocurre todo lo contrario. En ese caso, la lactosa de la leche favorece el aporte de este metal (tal como ocurre con el alcohol y la vitamina D).

➠ Ten cuidado con determinados cosméticos (khol), con los plomos de pesca, de caza o los que sirven de lastre a las cortinas, con las joyas de fantasía, etcétera.

Cómo reconocerlo

Los niños tienen la mala costumbre de meterse las manos en la boca. De este modo pueden absorber una importante cantidad de plomo (que puede llegar a los 10 a 40 mg por día en niños de entre 1 y 4 años) procedente del polvo de su entorno. Ahora bien, en el niño, la absorción digestiva es importante: cerca del 50 % del plomo ingerido pasa a la sangre (frente al 10 % en un adulto).

Si tus hijos parecen siempre cansados o si se quejan a menudo de dolores abdominales sin causa identificable, consulta al pediatra o al médico que los trate. Éste les recomendará realizarse un análisis para determinar los niveles de plomo en sangre. Debes saber que, si actúas a tiempo, una intoxicación puede tratarse y sus daños son reversibles. Si el contenido en plomo del agua del grifo es superior a 50 microgramos por litro, se aconseja a las mujeres embarazadas, así como a las madres que amamantan y a los niños menores de seis años, que sólo consuman agua mineral.

Los casos más graves se deben a la ingestión de grandes cantidades de plomo en forma de desconchones de pintura. La absorción respiratoria del plomo tiene sólo un papel menor. Limpiar cuidadosa y frecuentemente la vivienda y lavarse a menudo las manos son medios de prevención eficaces, pero no siempre bastan. La intoxicación por plomo produce pocos síntomas clínicos o síntomas muy poco específicos, lo que hace muy difícil el diagnóstico de esta afección.

A partir de 1992, la Dirección General de la Salud del ministerio solicitó a la Comisión de tóxico-vigilancia la preparación de un informe que sintetizase los conocimientos concernientes al saturnismo, que precisase los niveles de plombemia a partir de los cuales era necesario emprender acciones de prevención y de tratamiento y que propusiese modalidades de cribado, de seguimiento y de tratamiento de los niños.

El cribado requiere analizar una muestra de sangre para cuantificar la plombemia, así como una muestra de orina.

Algunos consejos:

➡ Para rastrear el plomo en el polvo de la vivienda o de las zonas comunes, en las pinturas desconchadas, en el agua, etcétera, dirígete a la autoridad competente.

➡ En la medida de lo posible, impide que tus hijos rasquen las paredes y se lleven a la boca desconchones de pintura.

➡ Lávales a menudo las manos y cepíllales las uñas, que previamente les habrás cortado.

➡ Reduce al máximo el tiempo de exposición sacándolos a menudo de casa.

➡ Para evitar la diseminación de desconchones o de polvo, hay que tomar algunas precauciones cuando se hacen obras. Antes de que comiencen, friega los suelos a menudo. Mientras se estén llevando a cabo, puedes recubrir las superficies degradadas (pintura, papel pintado, etcétera) o forrarlas (paneles de madera o de yeso, entre otras).

El impacto sobre la salud

Los tejidos y los órganos más sensibles a los efectos del plomo son el sistema nervioso, los riñones y la médula ósea. La mayor parte del plomo se fija en los huesos (también puede acumularse en los dientes).

La toxicidad del plomo depende de su nivel en sangre. Los riesgos que se corren varían en función de la plombemia (medida de los niveles de plomo presente en la sangre).

El tratamiento de base consiste en informar lo mejor posible a los padres para que limiten al máximo las fuentes de exposición al plomo. Este metal penetra en el organismo principalmente por vía pulmonar y a veces por vía digestiva. Circula en la sangre y en los tejidos, y los órganos más sensibles a sus efectos son el sistema nervioso, los riñones y la médula ósea. De hecho, una vez inhalado o ingerido, el plomo penetra en el organismo y se almacena sobre todo en los huesos, desde donde va liberándose con efecto retardado en la sangre.

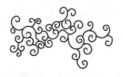

13

⸙⸙⸙

Contra las malas ondas

Para eliminar el efecto nocivo de las ondas electromagnéticas de las pantallas de televisión o del ordenador, puedes optar por determinadas plantas crasas y suculentas, cactus, etcétera. Numerosas fuentes dicen que es un «camelo», pero otras indican lo contrario.

Las pantallas de ordenador, por ejemplo, irradian campos eléctricos y campos magnéticos. Los aparatos electrónicos, las pantallas de todo tipo, los electrodomésticos, las placas de cocción, las líneas eléctricas exteriores, la red de cableado eléctrico y la wifi, entre otras cosas, crean campos electromagnéticos.

Su impacto en la salud

Al parecer, los niños son más sensibles que los adultos.

Los campos magnéticos son particularmente nocivos para la salud. En efecto, no pueden ser enterrados ni detenidos, porque atraviesan todos los materiales. El Centro Internacional de Investigación sobre el Cáncer (Circ, según sus siglas en francés), que depende de la Organización Mundial de la Salud (OMS), los ha clasificado como probables cancerígenos para el hombre.

La mayoría de las pantallas que se venden siguen la normativa TCO (que afecta a los ordenadores de sobremesa, pero no a los portátiles). Esta normativa garantiza que a 50 centímetros de la pantalla, el campo magnético es inferior a dos mil gauss y el campo eléctrico es inferior a 10 voltios/metro.

Dos reglas de oro para que una pantalla, incluso con la certificación TCO, desprenda poca radiación:

- No poner la cara a menos de 50 centímetros de la pantalla.
- Conectar el ordenador a un enchufe con toma de tierra y que esta última sea reglamentaria.

Las plantas utilizadas para protegerse de las ondas nocivas

Las principales plantas utilizadas son: el cactus antorcha plateada, el asiento de suegra o cactus erizo, el potos, la hiedra, el aloe y el árbol de jade.

El aloe

➠ **¿Dónde colocarlo?**: Coloca el aloe en tu dormitorio o en el salón, cerca de la televisión o de un ordenador.

➠ **Su utilidad:** El aloe permite atenuar las ondas magnéticas.

El árbol de jade

➠ **¿Dónde colocarlo?**: Colócalo cerca del horno microondas, de la televisión o del ordenador. Pero piensa que necesita mucha luz.

➠ **Su utilidad:** Permite atenuar las ondas electromagnéticas.

El asiento de suegra

➠ **¿Dónde colocarlo?**: Coloca el asiento de suegra en una estancia bien iluminada para que sus espinas se mantengan fuertes. Evita el pleno sol a principios de primavera, estación en que inicia su período vegetativo.

➠ **Su utilidad:** Este cactus absorbe bien las ondas electromagnéticas. Ponlo junto al televisor o al ordenador.

El cactus antorcha plateada

➠ **¿Dónde colocarlo?**: Colócalo a pleno sol. Al contrario que otras plantas, los cactus producen oxígeno durante la noche y desprenden anhídrido carbónico durante el día, de modo que puedes ponerlo en tu dormitorio.

Lo ideal sería ubicarlo en un despacho (o, en su defecto, en la habitación donde tienes el ordenador y la impresora) o bien en el lugar donde está la televisión, o incluso en la cocina, en especial si tienes un microondas.

➠ **Su utilidad:** Algunos autores creen que es capaz de absorber hasta un 25 % de las ondas eléctricas negativas producidas por los ordenadores, los teléfonos inalámbricos, los televisores, las impresoras o incluso los hornos microondas y otros aparatos eléctricos. Otros creen lo contrario y afirman que no existe ninguna diferencia en los valores del campo eléctrico o del campo magnético.

La hiedra

➠ **¿Dónde colocarla?**: Ponla en la cocina, cerca del horno microondas.

➠ **Su utilidad:** La hiedra permite combatir la electricidad estática.

El potos

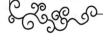 **¿Dónde colocarlo?**: Tolera bien la temperatura ambiente de la casa, salvo en invierno, cuando necesita más frío (lo ideal sería una temperatura entre 16 y 18 °C).
Colócalo en la estancia (salón, despacho) en la que se encuentra el televisor o el ordenador.

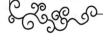 **Su utilidad:** Permite combatir la electricidad estática.

Diversos estudios afirman que ver plantas mejora de manera positiva nuestro humor y reduce el estrés, y que la presencia de plantas en la oficina limita en un 30 % las cefaleas y en un 20 % el cansancio. Para combatir la contaminación emitida por las impresoras, las fotocopiadoras, los rotuladores, los marcadores, etcétera, pon una o varias plantas purificadoras del aire en tu despacho.

14

Plantas repelentes

En casa:
plantas para alejar a los indeseables

En los interiores, existe otra fuente de contaminación: los enemigos invisibles que se autoinvitan y habitan con nosotros sin ser invitados, ya sea en un piso o en una casa: polillas en los armarios, moscas u hormigas en la cocina, mosquitos en el dormitorio, arañas en el salón, ácaros que proliferan en los tejidos y moquetas, cucarachas en la cocina o en el baño pero también bacterias y virus. Algunos de ellos liberan alérgenos y otros provocan patologías perjudiciales para la salud.

La renovación del aire es una solución eficaz. Limita los entornos favorables a los ácaros (dobles cortinas, moquetas espesas) y a las cucarachas (limpia con regularidad el cubo de la basura). Asimismo, puedes recurrir a numerosas plantas; algunas de ellas tienen propiedades repelentes y/o insecticidas, mientras que otras segregan sustancias que alejan a los parásitos. Las propiedades repelentes de determinadas plantas se conocen desde la Antigüedad y algunas recetas aún se emplean hoy. Aquí se muestra una pequeña selección de plantas para acabar con ellos.

Plantas contra las moscas

Además de las trampas olfativas y de las cintas adhesivas tan eficaces para acabar con las moscas, existen, asimismo, algunas plantas, como la albahaca, que las hacen huir. El aceite esencial de laurel sobre un algodón, un limón cortado por la mitad también las alejan.

Plantas contra las hormigas

Medio limón, ajenjo o algunas hojas de laurel colocadas en su camino hacen que se desvíen de su trayectoria. Como prevención, el tomillo, el perifollo, la mejorana o las hojas de tomate actúan como repelente y obligan a las hormigas a irse a otro lado.

Plantas contra los ácaros

A los ácaros les gusta el calor y la humedad. Se desarrollan en nuestras viviendas, sobre todo en los colchones y las almohadas. Pueden provocar alergias a las personas sensibles. Así pues, es esencial pasar con frecuencia el aspirador, airear las camas, reducir la humedad en casa y bajar la temperatura de la calefacción. Algunas plantas son eficaces para acabar con ellos.

➠ El ajo (*Allium cepa*) es un excelente insecticida contra los ácaros. Modo de empleo: haz una infusión con 100 g de ajo pelado y picado y 10 litros de agua y, una vez fría, vaporízala.

➠ El ajenjo (*Artemisia absinthum*) también es útil en infusión para destruir los ácaros.

➠ El aloe (*Aloe vera*) es una planta descontaminante útil contra los ácaros. No dudes en poner uno en tu dormitorio.

Para cuidar las plantas descontaminantes

Emplea insecticidas naturales para cuidar tus plantas descontaminantes. Pues, incluso si están hechos a base de plantas, los insecticidas no son inocuos para el medio ambiente, en especial si se utilizan de manera incorrecta (mala dosificación). Hay que respetar las normas de seguridad y las precauciones de empleo indicadas por el fabricante.

Los insecticidas son sustancias activas o preparados que tienen la propiedad de matar a los insectos, sus larvas y/o sus huevos. Puedes encontrar productos «totales» que asocian un insecticida y un fungicida polivalentes o insecticidas con un espectro de uso más o menos amplio. Opta sobre todo por un producto bien orientado al insecto del que quieres deshacerte.

Sé muy prudente, tanto si aplicas un insecticida biológico como químico. Ponte guantes, una mascarilla para nariz y boca y gafas. Aplica el insecticida en el envés de las hojas, preferiblemente a última hora de la tarde, para no perjudicar a los insectos polinizadores. Después del tratamiento, limpia el material y guarda el producto en su embalaje original, fuera del alcance de niños y de animales domésticos.

El jabón insecticida: prepáralo mezclando 100 ml de jabón negro con un litro de agua. Es eficaz para combatir los pulgones, las arañas rojas, la mosca blanca y las cochinillas. Pulverízalo sobre las partes afectadas de la planta.

El piretro de Dalmacia (insecticida natural que se extrae de *Tanacetum cinerariifolium*): permite proteger los vegetales contra un gran número de insectos parásitos. Como con todo producto de tratamiento, evita las sobredosis.

Plantas contra los pulgones

 **El extracto de ortiga** actúa como un excelente repelente de los pulgones. Asimismo, estimula el crecimiento de las plantas y refuerza las defensas de los vegetales frente a las invasiones de parásitos.

Modo de empleo: llena un recipiente de gran capacidad con nueve litros de agua y 1 kg de ortigas. Déjalo macerar de una a tres semanas según la región y el tiempo. Si se utiliza puro, este extracto de ortigas es también un excelente herbicida. Diluido, es un excelente fertilizante y activador de compost. Pequeño truco: dado el olor nauseabundo de este extracto, mejor que lo prepares lo más lejos posible de tu casa.

➠ **El ajenjo** (*Artemisia absinthum*) ahuyenta a los pulgones.

Modo de empleo: haz una infusión con 300 g de hojas frescas en un litro de agua muy caliente (no hirviendo) durante una media hora. Pulveriza esta infusión diluida.

➠ **La melisa** (*Melissa officinalis*) también ahuyenta a los pulgones.

Modo de empleo: haz una infusión con 50 g de plantas frescas en un litro de agua muy caliente (no hirviendo) durante quince minutos. Pulverízala pura.

➠ **Una decocción de pimienta** tiene un buen efecto insecticida.

La rotenona (esta molécula orgánica, producida de modo natural por algunas plantas tropicales, es tóxica para muchos animales de sangre fría) formaba parte de la composición de muchos insecticidas biológicos. La decisión de la Comisión Europea de abril de 2008 exigía a todos los estados miembros la retirada de todos los productos que contuviesen rotenona a partir del 10 de octubre de 2009. Por derogación acordada por la Comisión Europea, Francia ha disfrutado hasta 2011 de un plazo suplementario para su empleo sobre manzanas, melocotones, cerezas, viña y patatas, aunque limitaba el uso de la rotenona a los profesionales provistos de un equipo de protección adecuado...

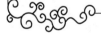

15

Las plantas filtrantes
y descontaminantes en piscinas naturales y estanques

El número de piscinas ha aumentado enormemente en muchos países mediterráneos, en especial debido al agradable clima del que gozan estos lugares. Uno de los países de todo el mundo que más piscinas tiene es Estados Unidos.

Desde luego, desde hace algunos años, en muchas zonas triunfa la piscina natural. Es a la vez estética y ecológica, sin ser por ello más cara. En busca de lo «bio» y lo ecológico, muchas personas se inclinan cada vez más por las piscinas naturales, ya que no precisan ningún producto químico.

La piscina natural

Se le llama también piscina ecológica, piscina biológica o estanque de baño. Se trata de un plano de agua integrado en un espacio paisajístico y un biotopo capaz de depurar el agua de manera natural. Es una sorprendente combinación de plantas y de microorganismos.

Esta piscina natural tiene la ventaja de respetar el medio ambiente y de evitar el empleo de cloro o de otros productos químicos de mantenimiento para piscinas (ni bactericidas, ni alguicidas). El agua se regenera por el efecto purificador de las plantas.

De hecho, el sistema de funcionamiento es el mismo que el sistema de filtrado mecánico de una piscina clásica. La piscina natural posee también un sistema de depuración del agua a través de un filtro de arena clásico que tiene como objetivo eliminar las partículas en suspensión. Lo que varía es el tratamiento del agua. Ésta no se esteriliza del mismo modo que en una piscina clásica, lo que permite obtener una vida acuática, así como flora y fauna.

A la salida del filtro de arena, el agua bombeada se separa en dos: cerca del 90 % del agua se dirige de nuevo a un circuito de oxigenación que se encarga de la depuración del agua. El 10 % restante se transporta hacia un sistema de filtrado natural. Sólo el color verde recuerda que se trata de una piscina natural.

Por lo general, el fondo de una piscina natural está formado por un *liner* de caucho o por una capa arcillosa de bentonita de varios centímetros de grosor (excepto para el suelo arenoso). A menudo, el fondo del estanque se recubre de una capa de gravilla. Esta última favorece la acción de las bacterias y la biodegradación de los materiales naturales como hojas o hierba que puedan caer al fondo de la piscina.

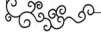

Dos estanques en uno

De hecho, esta piscina natural precisa dos estanques: uno para el baño (situado en el centro de la instalación) y otro para albergar la vegetación. Este último puede estar subdividido en dos partes: una parte profunda para alojar la vegetación sumergida y una parte más llana que sirve de zona de laguna, en la que se colocan numerosas plantas para filtrar y eliminar las materias orgánicas. Esta zona de regeneración puede estar o no unida al estanque de baño con el que se comunica.

El agua circula por gravitación entre ambos estanques. Una bomba garantiza la circulación en un circuito cerrado, de un estanque al otro. Recupera el principio ancestral de la gravitación. ¡De ahí la importancia de que la piscina esté concebida sobre un plano inclinado!

Hay que advertir que el principio para la construcción de una piscina natural es el mismo que el de una piscina clásica. Sólo es preciso recurrir a un paisajista (a menos que tengas aptitudes para hacerlo tú mismo) para que diseñe la zona de regeneración, seleccione las plantas acuáticas y acondicione las orillas para integrarlas en el paisaje.

Un verdadero ecosistema biológico

Existe un determinado número de plantas acuáticas específicas que actúan como filtros vivientes. Tienen como misión eliminar todos los contaminantes minerales y biológicos de tu piscina.

Todo el sistema funciona en un circuito cerrado: el agua se recicla permanentemente, sin que sea necesario ningún vaciado. Lo ideal es que el agua del estanque mayor pueda pasar dos veces al día por el estanque pequeño de depuración. Es importante crear niveles de distintas profundidades en los estanques para permitir que las plantas se aclimaten.

El principio es muy sencillo: las plantas se alimentan de los microorganismos que están en suspensión en el agua. Contribuyen a limpiar de manera natural tu piscina. Garantizan la limpieza física, biológica y bacteriológica del agua. Este concepto se inspira en el agua de los lagos, los estanques y los ríos: el agua es purificada por la combinación de vegetales y de microorganismos que contienen bacterias con poder enzimático. Estas bacterias transforman las materias orgánicas en sustancias que los vegetales pueden absorber.

En el caso de la piscina, sucede algo parecido. Los vegetales realimentan el agua de la piscina natural con oxígeno. Al igual que el resto de plantas, las plantas acuáticas tienen la cualidad de absorber el anhídrido carbónico (CO) que se encuentra en el agua. Garantizan la fotosíntesis e inyectan oxígeno en el medio acuático.

Un mínimo de tecnología

Ante todo, es preciso evitar que el agua se estanque. Para ello, hay que asegurar el movimiento tanto en superficie como en profundidad. Una bomba eléctrica clásica permite garantizar el paso del agua del estanque de baño al estanque de depuración y viceversa. Para asegurar su oxigenación, puedes instalar chorros de agua, cascadas o compresores.

Las ventajas de una piscina natural

La estética

Esta piscina natural tiene la ventaja de integrarse bien en el jardín y en el paisaje. Rodéala de plantas decorativas para crear un entorno personalizado.

Un impacto sobre la salud

Algunas personas toleran mal o no toleran en absoluto algunos de los productos químicos que se emplean en las piscinas clásicas, en particular el cloro, que puede provocar alergias en las personas sensibles, y en especial en los niños (riesgo de eczema).

La biodiversidad

Las plantas acuáticas permiten albergar a algunas especies animales, con lo que favorecen la biodiversidad. Es posible instalar en ellas peces, pero se corre el riesgo de que ensucien el agua y alteren el equilibrio natural de la piscina.

Escaso mantenimiento

No es necesario vaciar el agua, basta con llenar la piscina una sola vez. Es suficiente con limpiar el fondo del estanque y cortar las plantas una vez al año.

En cuanto al precio: ¡has de calcular aproximadamente de 40.000 a 60.000 euros para una piscina natural de 40 m² de superficie de baño! Puedes tener una a un coste más razonable si la construyes tú mismo. La ventaja: el coste de mantenimiento de una piscina natural es menor que el de una piscina tradicional (por ejemplo, el consumo de electricidad de la bomba es la mitad que el de una piscina clásica).

Las plantas filtrantes y descontaminantes: para purificar el agua de la pisicina

El sistema de filtrado de una piscina natural se vale de las capacidades naturales de las plantas para que te bañes en un agua clara y límpida. Existen más de seiscientas especies de vegetales acuáticos, semiacuáticos y palustres que pueden emplearse en una piscina natural. Las plantas pueden estar sumergidas en el plano de agua, o bien pueden plantarse al borde del estanque de baño natural.

Elige las plantas en función del clima de la región donde vives, de la exposición al sol de la piscina y de las temperaturas máximas y mínimas que se den a lo largo del año.

Las plantas depurativas

Las plantas depurativas depuran y purifican el agua de la piscina natural. Pueden absorber el nitrógeno, el fosfato (que provoca la proliferación de las algas) o sirven para eliminar desechos tales como el nitrato y el amoníaco.

Entre las plantas depurativas podemos citar: el pino acuático, la sagitaria, las lentejas de agua, el ranúnculo menor, el nenúfar amarillo, el helecho de agua, el lirio de agua, el trébol de agua, las cañas filtrantes, el cárex, las elodeas, el junco, etcétera.

El pino acuático

➠ **Sus características botánicas:** De la familia de las Plantagináceas, el pino acuático (*Hippuris vulgaris*) es una planta acuática, vivaz y rústica, con un rizoma de gran crecimiento. Emergente, mide entre 20 y 40 centímetros. Puede enraizar a varios metros de profundidad.
Sus hojas son pequeñas, caducas, rectas y verticiladas, por grupos de 6 o 12. Son perpendiculares al tallo. Eso es lo que le confiere un aspecto semejante al de un pequeño pino.
Las inflorescencias verdosas, muy discretas, aparecen en verano, en la axila foliar.
Puede estar expuesto tanto a la sombra como al sol. Tolera las heladas.

➠ **Pequeño truco:** elimina pequeñas porciones de rizoma en caso de que se extienda en exceso.

➠ **Su utilidad:** El pino acuático es útil por sus propiedades depurativas. Se utiliza, asimismo, en las plantas de depuración que emplean el lagunaje.

La sagitaria

➠ **Sus características botánicas:** De la familia de las Alismatáceas, la sagitaria (*Sagittaria sagittifolia*) recibe también el nombre de flecha de agua o cola de golondrina. Es una planta vivaz acuática, hermafrodita, herbácea y tuberosa.
Presenta tres tipos de hojas: hojas erectas en forma de flecha que emergen del agua, hojas en forma de corazón que flotan y hojas alargadas sumergidas.
Las flores del género masculino de color violeta están en la parte superior del tallo. Las flores hembra blancas están más abajo. Florece de junio a septiembre.
Se planta en aguas poco profundas. Le gusta el sol o el sol y sombra.

➠ **Su utilidad:** Desfosfatante, tiene una gran potencia depuradora. Resulta muy útil para el lagunaje.

La lenteja de agua

⟾ **Sus características botánicas:** De la familia de las Lemnáceas, las lentejas de agua son unas plantas acuáticas de hoja perenne, que a menudo forman una capa verde en la superficie de las aguas estancadas. Se reproducen por división; de hecho, se separan en dos para formar dos plantas distintas.

⟾ Existen diversas especies de lentejas de agua:

La lenteja de agua menor (*Lemna minor*) es la más común de las lentejas francesas. Flota en la superficie del agua. Es de color verde pálido, ovalada, plana y con una sola raíz.

La lenteja de agua jorobada (*Lemna gibba*) tiene, por lo general, forma de pera. También flota en la superficie del agua. Se reconoce con facilidad, ya que su superficie inferior está muy hinchada, con abolladuras y una sola raíz. Su color va del verde al marrón-rojizo.

En cuanto a la lenteja de agua trilobulada (*Lemna trisulca*), se reconoce fácilmente, pues es mayor que las demás lentejas de agua: mide entre 5 y 15 milímetros de diámetro, mientras que las otras miden entre 1,5 y 5 milímetros. A diferencia de las demás, no flota en la superficie del agua, sino que por lo general permanece sumergida.

⟾ **Su utilidad:** Las lentejas de agua poseen buenas propiedades depurativas y evitan el recalentamiento de los estanques en verano. Se usan, asimismo, para el tratamiento de las aguas residuales domésticas o industriales.

El ranúnculo menor

⟾ **Sus características botánicas:** De la familia de las Ranunculáceas, el ranúnculo menor (*Ranunculus flammula*) recibe también el nombre de hierba flámula o ranúnculo inflamatorio. Es una planta herbácea vivaz, hermafrodita y glabra, que crece en lugares húmedos. Mide de 20 a 50 centímetros.

Sus hojas de color verde brillante son enteras y lanceoladas. Sus flores, de color amarillo oro y de pétalos más largos que los sépalos, aparecen entre mayo y octubre.

Le gusta tanto la exposición soleada como la semisombra.

➠ **Su utilidad:** Es una planta interesante para el lagunaje gracias a su capacidad para eliminar las materias orgánicas y favorecer la sedimentación.

El nenúfar amarillo

➠ **Sus características botánicas:** De la familia de las Ninfeáceas, el nenúfar amarillo o azucena de agua amarilla (*Nuphar lutea*) es una planta herbácea vivaz rústica de hojas flotantes. Es originaria de América del Norte. Le gustan las aguas estancadas.

Las hojas elípticas, pecioladas y coriáceas son grandes, en concreto, de 15 a 30 centímetros de longitud y de 10 a 20 centímetros de anchura. Son flotantes.

Las flores amarillas globulosas, de gran tamaño, se abren en la superficie del agua. Aparecen a principios de primavera hasta agosto.

Al nenúfar amarillo le gusta la exposición a pleno sol, pero tolera la sombra.

➠ **Pequeño truco:** puedes dividir los rizomas en primavera.

➠ **Su utilidad:** Planta depurativa, el nenúfar amarillo soporta todo tipo de inmersión. Incluso tolera el agua corriente. Está muy buscado para los lagos artificiales.

El helecho de agua

➠ **Sus características botánicas:** De la familia de las Salvináceas, el helecho de agua (*Azolla caroliniana*) es un helecho flotante, vivaz y hermafrodita. También se le llama azolla o doradilla. Sus minúsculas frondas ramificadas son verdes. Enrojecen por efecto del calor o del frío. En invierno desaparece, pero sus esporas hibernan en el fondo del agua. En primavera nacen nuevas plantas de las esporas.

La gusta estar al sol o entre sol y sombra.

➠ **Pequeño truco:** colócalo en la superficie del agua cuando hayan pasado las últimas heladas. Ten cuidado porque esta planta de rápido crecimiento se convierte pronto en invasora. Controla su desarrollo. Las raíces deben estar siempre húmedas, pues fuera del agua se secan.

➠ **Su utilidad:** Este helecho acuático oxigenante es interesante para acondicionar una laguna. También se emplea para evitar la proliferación de mosquitos.

Al ser flotante, el helecho de agua sirve de pantalla para la luz, lo que permite limitar la proliferación de algas en la piscina.

El lirio de agua

➠ **Sus características botánicas:** De la familia de las Ninfeáceas, el lirio de agua (*Nympheaea tuberosa*) también se llama nenúfar blanco. Esta planta vivaz ocupa más de un metro cuadrado en la superficie de los estanques de agua.

Las hojas de color verde oscuro son redondeadas, algunas veces amarmoladas o con vetas oscuras.

Las flores flotan en la superficie del agua. Tienen la particularidad de abrirse por la mañana y cerrarse al caer la tarde. Florece en verano.

Al lirio de agua le gusta estar a pleno sol.

➠ **Pequeños trucos:** elimina regularmente las flores marchitas y las amarillentas. Aleja el lirio de agua de los chorros de agua directos y de los atomizadores, pues no le gusta nada la vaporización.

➠ **Su utilidad:** El lirio de agua es una buena planta depuradora.

El trébol de agua

➠ **Sus características botánicas:** De la familia de las Marsileáceas, el trébol de agua o trébol de cuatro hojas (*Marsilea quadrifolia*)

es un helecho acuático originario de América del Norte. Es una planta de hojas flotantes y emergentes.
Aprecia las ubicaciones en semisombra y tolera el frío riguroso.

➠ **Su utilidad:** El trébol de agua sirve para el filtrado y para tener un agua clara.

El cárex

➠ **Sus características botánicas:** De la familia de las Ciperáceas, el cárex (*Carex elata*) recibe también el nombre de juncia. Hay más de 2.000 especies en esta familia.
Sus hojas son cortantes, rígidas y estrechas. Forman densos matojos. Mide entre 25 y 45 centímetros.
Sus flores, en forma de espiga, son raras.

No le teme al frío.

➠ **Pequeño truco:** puesto que es una planta que necesita mucha humedad, el cárex puede plantarse en el fondo de pequeños charcos de agua.

➠ **Su utilidad:** El cárex es una excelente planta depurativa.

Las plantas oxigenantes

Indispensables para la vida del estanque, las plantas oxigenantes fijan los nutrientes y oxigenan el agua que permite la vida de las bacterias y de los animales en el estanque.

Las plantas oxigenantes que se emplean más a menudo son: la elodea, la aguja de agua, la estrella de agua, el milhojas acuáticas, el ranúnculo acuático y *Potamogeton*.

El ranúnculo acuático

➡ **Sus características botánicas:** De la familia de las Ranunculáceas, el ranúnculo acuático (*Ranunculus aquaticus*) también recibe el nombre de hierba lagunera. Sus hojas sumergidas están divididas en finas láminas flexibles reunidas en una especie de pinceles. Las hojas flotantes tienen forma redondeada, reniforme, con de 3 a 5 lóbulos débilmente dentados.
Las flores son blancas, pequeñas, con el centro amarillo. Miden entre 1 y 2 centímetros de diámetro.

➡ **Su utilidad:** Es una buena oxigenante si el agua es lo bastante profunda.

Potamogeton

➡ **Sus características botánicas:** De la familia de las Potamogetonáceas, *Potamogeton pectinatus* es originario del sur de África. Es una planta acuática vivaz enraizada en el fondo del agua, cuyas hojas y flores flotan en la superficie.
Las hojas son redondas y alargadas, y pueden ser sumergidas o flotantes.
Sus rizomas trepadores enriquecen con oxígeno el agua.
Las flores blancas florecen durante todo el verano.
A *Potamogeton* le gusta estar a pleno sol o a media sombra.
El más corriente, que tolera todos los climas, es *Potamogeton* flotante (*Potamogeton natans*), también llamado espiga de agua. Sus hojas sumergidas son lineales. Luego se convierten en flotantes y adquieren una forma de elipse alargada. Pueden alcanzar los 10 o 15 centímetros de longitud. Son verdes o marrones. Entre los meses de junio y septiembre aparece una inflorescencia amarillo-verdosa.

Su utilidad: *Potamogeton* permanece en la superficie del estanque, lo que permite evitar la proliferación de algas. Actúa, asimismo, como filtrante y clarificador del agua.

La elodea

➠ **Sus características botánicas:** De la familia de las Hidrocaritáceas, la elodea también recibe el nombre de peste de agua. Sus hojas son pequeñas, lanceoladas, dispuestas en verticilos 3 por 3. Son de color verde oscuro y translúcidas.

Las flores solitarias flotan en el extremo de un largo pedúnculo entre los meses de mayo y agosto.

Cada planta flota libremente en la superficie del agua, para terminar fijándose en el fondo. Tolera cualquier exposición, pero para oxigenar bien precisa mucha luz.

➠ **Su utilidad:** La elodea es una excelente planta oxigenante y limpiadora. Es interesante, ya que su actividad perdura durante todo el año, debido a sus hojas perennes.

La aguja de agua

➠ **Sus características botánicas:** De la familia de las Crasuláceas, la aguja de agua (*Crassula recurva*) es una planta vivaz sumergida, útil para oxigenar el agua. Esta planta rústica puede soportar temperaturas de hasta -20 °C.

Sus hojas son perennes, hermafroditas, opuestas, y a veces en forma de equis o en roseta.

Las flores son pequeñas, de color blanco o rosa, y algunas veces amarillas o rojas.

Le gusta la exposición al sol o a media sombra. Puede estar sumergida en el agua unos 40 centímetros.

➠ **Pequeño truco:** forma una alfombra bajo el agua sin ser demasiado invasora. De todos modos, vigílala, ya que limita su desarrollo eliminando el excedente de las que caen al fondo o las que flotan libremente entre dos aguas.

➠ **Su utilidad:** La aguja de agua oxigena las aguas. Permite evitar la proliferación de algas.

La estrella de agua

➠ **Sus características botánicas:** La estrella de agua (*Callitriche verna*) pertenece a la familia de las Plantagináceas. Es una planta sumergida, aunque a veces sus hojas rozan ligeramente la superficie del agua. Se puede sumergir entre 30 y 60 centímetros. Sus pequeñas hojas perennes están dispuestas en roseta. Le gusta estar al sol o a media sombra. Como rústica, tolera temperaturas de hasta -20 °C.

➠ **Su utilidad:** Es una buena planta oxigenante.

El milhojas acuáticas

➠ **Sus características botánicas:** El milhojas acuáticas (*Myriophyllum aquaticum*) pertenece a la familia de las Haloragáceas. Originario del Amazonas, es una planta acuática vivaz sumergida o flotante, de hojas semiperennes y plumosas. Esta planta rústica es muy resistente. Soporta hasta -10 °C.

Las hojas finamente recortadas, de color verde azulado, se tornan rojas en otoño. Flotan en la superficie y recubren el agua como una alfombra.

La floración tiene lugar entre junio y septiembre.

Al milhojas acuáticas le gusta la exposición al sol.

➠ **Pequeño truco:** recorta los tallos a la longitud que desees para evitar que el milhojas acuáticas se vuelva invasor.

➠ **Su utilidad:** El milhojas acuáticas es una planta muy oxigenante y depurativa. Por su acción filtrante contribuye a mantener el equilibrio de un estanque de jardín o de una piscina natural. Permite limitar la proliferación de algas verdes.

Las algas verdes

Las algas compiten con las plantas acuáticas por los nutrientes y la luz. Un pH bajo, entre 5,5 y 6,5, permite controlar el crecimiento de las algas.

Aumenta la aireación del agua para estimular la actividad biológica e impedir la proliferación de algas.

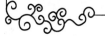

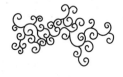

16

La fitorremediación

La fitorremediación: plantas para descontaminar los suelos, el aire y el agua

Desarrollada en Estados Unidos, en China y en el norte de Europa, la fitorremediación empieza a implantarse poco a poco en otros países. Se trata de una técnica para la descontaminación de los suelos y la depuración de las aguas usadas (si están muy contaminadas, estas últimas pueden originar problemas medioambientales y riesgos sanitarios) o también para la depuración del aire de interior, utilizando plantas vasculares, algas u hongos (en ese caso se habla de micorremediación).

La micorremediación

Paul Stamets es un micólogo estadounidense y un destacado investigador sobre el papel que juegan de los hongos en la biorremediación, que él denomina micorremediación. Se trata de un conjunto de técnicas que emplean una o varias especies de hongos para depurar el aire, el agua o los suelos. Algunos investigadores piensan que los hongos tienen un papel importante

---

en el campo de la descontaminación, ya sea acompañados o no de fitorremediación. La ventaja es que la micorremediación puede actuar de manera muy eficaz contra determinados contaminantes como los hidrocarburos. Como inconveniente, cabe destacar que el cultivo de micelios requiere, para numerosas especies de hongos, ciertas condiciones termohigrométricas y determinados aportes específicos (nutrientes).

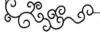

Las diferentes técnicas

La fitorremediación

La fitorremediación consiste en utilizar una tecnología que emplea tanto plantas como sus microorganismos asociados para reducir o eliminar los contaminantes del suelo, el aire y el agua usada, en especial la que procede de actividades humanas. Se basa principalmente en las interacciones entre las plantas, el suelo y los microorganismos.

Esta biotecnología utiliza las plantas para eliminar los metales, los disolventes, los pesticidas, las moléculas orgánicas, los hidrocarburos, etcétera. Este método permite, asimismo, descontaminar el aire interior o reciclar el agua gracias a las plantas descontaminantes.

La fitorremediación sirve, ante todo, para descontaminar las aguas cargadas de materias orgánicas o de contaminantes diversos (metales pesados, hidrocarburos, pesticidas). Es una solución totalmente verde, sin productos químicos. El proceso es sencillo: el agua es purificada por las raíces y los microorganismos (tienen un papel de filtros vivientes), al pasar por una zona habilitada con plantas acuáticas. Las bacterias transforman las materias orgánicas y los elementos minerales en sustancias que los vegetales pueden absorber directamente. Así, al salir de estas «estaciones», el agua es más pura.

Desde la década de 1990, esta técnica ha sido objeto de numerosas investigaciones en todo el mundo. En Estados Unidos incluso se aplica a gran escala.

La depuración

La depuración consiste en emplear las bacterias y los hongos de la rizosfera (la zona del suelo donde se encuentran las raíces) para descomponer los contaminantes. La depuración de las aguas, por ejemplo, es un conjunto de técnicas que consiste en purificar el agua, bien para reciclar las aguas usadas en su medio natural, bien para transformar el agua natural en agua potable.

La fitoestabilización

La fitoestabilización consiste en inmovilizar los contaminantes en el suelo. Esta técnica permite limitar la erosión y el lavado, es decir, la dispersión de los contaminantes. Se sirve de plantas vasculares para reducir la movilidad y la difusión de los contaminantes contenidos en un suelo por el medio ambiente, ya sea en forma de polvo, de iones o de partículas arrastradas por el agua, o transportadas por la fauna. La fitoestabilización no trata verdaderamente la contaminación, sino que sólo la fija.

La extracción

La extracción es una técnica de separación. La extracción de los contaminantes se realiza empleando plantas que capturan y concentran las partículas nocivas. Este método se emplea en particular en el caso de los metales pesados. A continuación, las plantas se recolectan y se incineran.

La contaminación por metales pesados

Los metales pesados (zinc, plomo, cadmio...) se encuentran a menudo en el suelo en forma de elementos de rastro. Pero pueden alcanzar fuertes concentraciones en determinados sustratos (un sustrato es un suelo creado para responder a las necesidades de una planta de cultivo) contaminados por las actividades del hombre.

Existen diversas técnicas para descontaminar los suelos de metales pesados:

➡ **La fitoextracción:** este método consiste en utilizar cosechas de especies hiperacumuladoras de metales para intentar descontaminar el suelo. De hecho, determinadas especies vegetales son capaces de concentrar los metales en sus partes aéreas (Salt *et al.*, 1998).

➡ **La fitorremediación:** esta técnica biológica tiene como fin emplear especies vegetales cuya cobertura estabiliza las capas del suelo, limitando de este modo la dispersión de los metales pesados por chorreo, por el viento o por percolación (Salt *et al.*, 1998). Algunas plantas, como *Lantana camera* o el bambú (*Bambusa sp.*), tienen una capacidad de acumulación de plomo de más de 10.000 ppm. Otras ventajas: su rápido crecimiento y desarrollo permiten proporcionar una gran biomasa.

Plantas al servicio de la descontaminación

Para restaurar el estado de las aguas y de los suelos, cada vez están más en boga las especies vegetales. Con la fitorremediación, los vegetales (gramíneas, bambú, iris, maíz, sauces, álamos, cañas) se convierten en los principales agentes de tratamiento del agua, del suelo y/o del aire contaminados. Estas plantas se seleccionan en función de sus capacidades para descomponer o acumular contaminantes.

El tratamiento del suelo está aún en un estadio de investigación y desarrollo. Se basa bien en inmovilizar los contaminantes en el suelo contaminado, o bien en «transferir los contaminantes del suelo hacia la planta, empleando plantas acumuladoras que luego se cosechan».

La ventaja es que este método, por regla general, es menos costoso que los tratamientos clásicos, en especial en cuanto a gastos de funcionamiento.

Como inconveniente, puede citarse que las plantas precisan mucho espacio para depurar agua y mucho tiempo cuando se trata de suelos.

No todos los procedimientos han alcanzado su nivel más elevado de desarrollo. La técnica más avanzada es la que se refiere al agua. Las plantas de tratamiento vegetales están cada vez más extendidas en las pequeñas comunidades rurales. Por ejemplo, algunas ciudades de la región de Calvados, como Caen y Honfleur, en Francia, han apostado por jardines filtrantes para completar el tratamiento de la depuradora clásica.

Dos ejemplos para restaurar la calidad del agua

- En 2003, en Escamps, en el departamento francés de Yonne, se puso en marcha una instalación que garantizaba «un tratamiento del agua usada con cero desechos». Se compone de un jardín filtrante que recibe las aguas usadas que son enviadas hasta allí por canales subterráneos. Estas aguas atraviesan, ante todo, un primer filtro vertical donde el agua se liberaba de los restos orgánicos. Luego, un filtro horizontal permite tratar los gérmenes, el nitrógeno y otros contaminantes. Al final de este jardín filtrante, un área de infiltración y de evapo-transpiración trata las aguas residuales logrando así «cero residuos» una vez que ésta sale del circuito.
- En 2004, la ciudad de Honfleur, en Francia, inauguró una nueva planta depuradora que tiene la particularidad de utilizar plantas para descontaminar el agua: es la fitorrestauración.

Las plantas que se emplean para depurar las aguas usadas

El bejuquillo

➠ **Sus características botánicas:** De la familia de las Ceratofiláceas, el bejuquillo (*Ceratophyllum demersum*) también recibe el nombre de cola de zorro o pinito de agua. Puede medir 3 m de longitud. Es un hidrofito totalmente sumergido apenas visible en la superficie del agua. No tiene raíces que deben alimentarse de oxígeno. Se encuentra incluso en grandes profundidades (hasta 10 metros).

Las hojas, de color verde oscuro y sésiles, se agrupan en verticilos encajados unos en otros.

Las flores macho presentan de 10 a 25 estambres. Las flores hembra se componen de un único carpelo de ovario superior, que comprende un primordio seminal con un solo óvulo (Lambinon *et al.*, 1992). La floración tiene lugar de junio a septiembre.

➠ **Su utilidad:** El bejuquillo actúa como alguicida y cianobactericida (Herbert, 2000). En particular, puede limitar el desarrollo de las cianobacterias.

Potamogeton

➠ **Sus características botánicas** (*véase* pág. 155).

➠ **Su utilidad:** Esta planta se emplea para depurar las aguas usadas (Godin, 2001).

Las lentejas de agua

➠ **Sus características botánicas** (*véase* pág. 151).

➠ **Su utilidad:** Las lentejas de agua se usan para la depuración de las aguas usadas por su capacidad de producción, su elevado contenido proteico y sus posibilidades de acumular elementos nutritivos y/o metales.

Los jardines filtrantes: la descontaminación por las plantas

De acuerdo con una tesis publicada en septiembre de 2009 en la Universidad Joseph Fourier (Grenoble 1, departamento de ciencias de la tierra y del medio ambiente) en Francia, «numerosos estudios de fitorremediación aspiran a aumentar la extracción de metales por parte de las plantas para descontaminar el suelo. Este trabajo se ocupa de un nuevo enfoque de la fitorremediación llamado «jardines filtrantes», que consiste en tratar el suelo en casilleros vegetalizados por plantas de medios húmedos (*Phragmites australis, Iris pseudacorus* y *Salix viminalis*) e irrigados de manera que se produzca una alternancia de las condiciones de hidromorfia-secado que incrementen la solubilidad de los metales en el suelo y permitan extraerlos. Esta nueva vía de fitorremediación implica sobre todo la fitotransformación, debida en parte a la fitodesintoxicación, que lleva a la conversión de los metales tóxicos en formas poco solubles».

Auténticos jardines paisajísticos de zona húmeda, los jardines filtrantes se componen de estanques en los que crecen vegetales combinados con microorganismos y sustancias adaptadas en función de los contaminantes. Juncos, iris, plantas oxigenantes permiten acumular y fijar los metales pesados y desplazar los contaminantes orgánicos fosfatados o nitrogenados, sin olvidar los diversos contaminantes biológicos. Los jardines filtrantes son útiles para descontaminar el agua, el suelo y el aire. Otra ventaja: el jardín filtrante precisa menos superficie que el lagunaje natural, con $2\,m^2$ por persona frente a $10\,m^2$ para el lagunaje.

Dos ejemplos franceses

➡ Inaugurado en 2006, el jardín filtrante del parque de Chemin-de l'Île en Nanterre (en el departamento francés de Hauts-de

Seine) tiene como finalidad mejorar la calidad del agua bombeada del Sena. Al atravesar diversos estanques, el agua se depura, su contenido en oxígeno aumenta y el nivel bacteriológico desciende. ¡Quizás podamos pensar en un futuro lleno de pequeños jardines filtrantes!

➡ Inaugurada en enero de 2008, la planta de depuración vegetal de Vezins, en el departamento francés de Maine-et-Loire, se creó para solucionar la sobrecarga hidráulica y orgánica de la actual depuradora, cuya concepción no le permitía ya tratar de manera eficaz la totalidad de aguas residuales de la comunidad. Esta depuradora, basada en las propiedades depurativas del bambú, se integra perfectamente en el paisaje. Este procedimiento ecológico (una tecnología patentada) se sirve de las propiedades naturales de un ecosistema particular: el bosque de bambú. La ventaja es que consume poca energía y no emplea reactivos químicos.

De la familia de las Poáceas, el bambú es una planta leñosa compuesta de una parte aérea hueca muy resistente al viento y una parte subterránea que se desarrolla durante todo el año. El follaje perenne del bambú le permite generar durante todo el año una evapo-transpiración considerable y procesar gran cantidad de aguas residuales a través de un sistema de raíces muy denso. Sus rizomas se prolongan al ritmo que se incrementan los desechos de las aguas residuales.

El dispositivo de esta depuradora vegetal se compone de tres filtros plantados de juncos (de cerca de 100 m² cada uno) que depuran gran parte de las aguas residuales diseminadas por la superficie, tres lagunas (de 4.000 m² cada una) que se ocupan del tratamiento complementario del nitrógeno y el fósforo, y un bosque de bambú (de unos 11.000 m²) que tiene como misión el tratamiento terciario del fósforo.

Los lodos se mineralizan en los filtros plantados de juncos durante unos diez años antes de ser empleados para compost junto con los desechos vegetales o como abono en terrenos agrícolas. Los juncos y los bambús se siegan en parte cada año. Una vez reciclado, el bambú se emplea en artesanía y los juncos para elaborar compost.

Investigaciones en curso con la arabidopsis

Investigadores del UMR CNRS/Universidad de Rennes 1, un organismo que forma parte del Centro Nacional de Investigaciones Científicas francés (6.553 Ecobiología: ecosistemas - biodiversidad - evolución), han creado una red de investigación, financiada por el programa Medio ambiente - Vida - Salud del CNRS, sobre la dinámica de los herbicidas contaminantes en los ecosistemas.

En el marco de este proyecto, un grupo de investigadores ha emprendido un estudio de las interacciones entre la atrazina (una sustancia activa de diversos productos fitosanitarios o pesticidas, que presenta un efecto herbicida y que pertenece a la familia química de las triazinas) y el desarrollo de las plantas. Sus trabajos han conducido al descubrimiento de un mecanismo de protección de las plantas contra la atrazina. El potencial interés de este hallazgo para las empresas de fitorremediación ha hecho que el SAIC (Servicio de Actividades Industriales y Comerciales) de la Universidad de Rennes, junto con el Centro Nacional de Investigaciones Científicas (CNRS), registrase la patente.

Sus investigaciones se centraron en la arabidopsis (*Arabidopsis thaliana*). Estudiada desde principios del siglo xx, esta planta sirve como referencia en genética y en biología molecular de las plantas. Es representativa de los vegetales superiores clorofílicos y vasculares. El genoma de *Arabidopsis thaliana* es uno de los más pequeños del mundo vegetal y su secuencia se determinó en 2000.

Sus ventajas principales para su empleo en investigación son su pequeño tamaño, su ciclo de vida rápido de seis semanas, su resistencia y su capacidad de autofecundación.

De la familia de las Brasicáceas (Crucíferas), la arabidopsis (*Arabidopsis thaliana*) es una planta herbácea que mide entre 20 y 25 centímetros de altura. Sus hojas verdes o ligeramente violáceas, cubiertas de pelos, forman una roseta en la base. Sus flores son blancas y están dispuestas en corimbo. Son típicas de las Crucíferas, con cuatro sépalos y cuatro pétalos dispuestos en cruz, cuatro estambres y un pistilo. Forman silicuas que contienen unos cincuenta granos.

Otros estudios complementarios (en especial los llevados a cabo por el Centro de Biotecnología de Bretaña, en Francia) confirmaron este resultado a gran escala. Las plantas tratadas podrían, de este modo, extraer el herbicida contaminante del suelo y transportarlo en sus hojas, para ser a continuación tratadas o incineradas a fin de eliminar dicho contaminante.

El Centro Nacional de Investigaciones Científicas

El Centro Nacional de Investigaciones Científicas (CNRS) francés es un organismo público de investigación, de carácter científico y tecnológico, dependiente del Ministerio de Enseñanza Superior e Investigaciones. Como información, hasta 2010 el CNRS ha contado con dieciséis ganadores del premio Nobel y once de la medalla Fields (un galardón que reconoce los avances en matemáticas).

Investigaciones sobre otras plantas

En Japón, los investigadores se han interesado por otra planta, un gen del alforfón que podría tener una gran capacidad de almacenamiento de plomo en sus tejidos. Pero, por desgracia, el alforfón no es ideal para la práctica de la fitorremediación, puesto que sus raíces no llegan a los suelos contaminados en profundidad. Además, es muy sensible a otros metales pesados, como el níquel, lo que hace que no pueda ser empleado con eficacia en suelos contaminados con diversos metales.

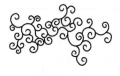

17

Las plantas
descontaminantes de la A a la Z

Pequeña guía de las plantas más corrientes para aprender a reconocerlas, cuidarlas y saber dónde colocarlas en tu casa.

La aglaonema

Saber reconocerla botánicamente antes de comprarla

De la familia de las Aráceas, la aglaonema (*Aglaonema commutatum*) es originaria de los bosques tropicales del Sudeste asiático y de las junglas tropicales de América del Sur. Esta planta puede alcanzar 40 o 50 centímetros de altura (hasta un metro en algunos casos) con una envergadura de 30 a 60 centímetros.

Sus hojas son perennes, alargadas, lanceoladas y puntiagudas. De color verde oscuro y brillantes, a menudo están moteadas de plata o presentan marcas blancas o grises a lo largo de sus nervaduras, o incluso alternan anchas bandas de color verde claro y verde mediano.

La inflorescencia, delicadamente perfumada, presenta una espata blanca o amarilla, de unos 5 centímetros de longitud, semejante a un arum. Esta espata envuelve un espádice que puede aparecer en verano o durante el otoño.

Los frutos son bayas rojas o naranjas.

Cómo cuidarla

Muy fácil de cultivar, la aglaonema puede crecer en lugares donde no pueden desarrollarse otras plantas. Bien cuidada, puede vivir muchos años, incluso con una luminosidad escasa. Muy sensible al sol directo, acepta la semisombra e incluso la sombra (en su hábitat natural, la aglaonema crece a la sombra de grandes árboles). Una luz moderada le basta: se conforma con 300 lux.

Le gusta una temperatura entre 15 y 25 °C durante todo el año, pero nunca inferior a los 10 o 15 °C en invierno. Tolera la calefacción y el aire acondicionado, pero detesta el aire demasiado caliente y demasiado seco.

➡ **Fertilización:** añádele abono orgánico líquido «especial para plantas verdes» una vez al mes de mayo a septiembre (nunca en invierno).

➡ **Cambio de maceta:** cámbiala de maceta cada dos años, en primavera, con tierra especial para «plantas de interior», asegurándole un buen drenaje. Si el tiesto ya es muy grande, basta con renovar la capa de tierra superficial.

➡ **Riego:** durante el período de crecimiento, riégala con moderación, pero intenta que esté siempre húmeda. Pulveriza las hojas dos veces a la semana (excepto en invierno) con agua no calcárea a temperatura ambiente. En primavera y en verano, riégala de manera abundante cada tres días más o menos, sin permitir que el agua se estanque en el platillo del tiesto. Durante el verano, si hace mucho calor, coloca el tiesto sobre un platillo lleno de bolitas de arcilla expandida que mantendrás húmedas. El resto del año, riégala una vez por semana.

Manifestaciones alergénicas

Todas sus partes son tóxicas. La savia y las bayas son especialmente tóxicas. Ponte guantes cuando la cambies de maceta.

Las hojas y los frutos son muy tóxicos si se ingieren.

————— Trucos de profesional —————

Si las hojas amarillean: la planta recibe poco riego o, al revés, demasiado. Ten cuidado. También es posible que esté sometida a corrientes de aire frío o sol muy directo.

Elimina con regularidad las hojas amarillas y corta las puntas secas.

Limpia a menudo las hojas con una esponja húmeda.

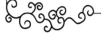

El aloe

Saber reconocerlo botánicamente antes de comprarlo

De la familia de las Liliáceas, el aloe (*Aloe indica* o *Aloe vera*) es una planta vivaz, de tronco corto y cilíndrico. Las hojas en roseta son carnosas, gruesas, puntiagudas y presentan espinas en el borde dentado. De su centro se eleva una inflorescencia con numerosas flores amarillas de forma tubular. El perianto carnoso, de color amarillo verdoso, tiene seis piezas de unos 2,5 centímetros de largo, soldadas en tubo a la base. Tiene seis estambres algo más largos que el perianto. Al cabo de cinco años, la planta alcanza más o menos un metro de altura.

El fruto es una cápsula que alberga numerosos granos albuminosos.

Cómo cuidarlo

El fondo del tiesto debe tener un buen drenaje. La temperatura ideal para su conservación se sitúa entre 18 y 21 °C. Necesita una humedad baja y no le gusta el sol directo. Precisa luz intensa: 2.000 lux.

➡ **Fertilización:** durante el período vegetativo, añádele abono líquido «especial para cactus».

· 173 ·

➽ **Cambio de maceta:** puedes cambiarla de maceta en primavera, cada dos años.

➽ **Riego:** no pulverices. Riégalo una o dos veces por semana en período de crecimiento. De lo contrario, es suficiente con una vez al mes.

Trucos de profesional

Si las hojas enrojecen: seguramente la tierra está demasiado seca. Intenta cambiar el aloe de maceta y proporciónale una tierra de jardín muy suelta y mezclada con arena.

Manifestaciones alergénicas

Cuidado con el aloe. Además de la irritación que provocan las espinas del reborde de las hojas, el aloe puede causar también dermatitis alérgicas de contacto en las personas sensibles (en especial si entran en contacto con el látex que contienen las hojas carnosas).

El anturio

Saber reconocerlo botánicamente antes de comprarlo

Perteneciente a la familia de las Aráceas, el anturio (*Anturio andreanu*) es originario de América Central y del Sur, en especial de Colombia. Recibe también el nombre de capotillo.

Muy decorativo, el anturio simboliza el exotismo y la sensualidad de los trópicos. Esta planta erecta, de tallo corto o casi ausente, mide entre 40 y 80 centímetros.

Las hojas de color verde oscuro brillante son coriáceas, gruesas, perfiladas y puntiagudas. Son lanceoladas (en forma de lanza) o acorazonadas. Emergen de una cepa rizomatosa. Miden entre 20 y 40 centímetros de longitud por 8 centímetros de anchura.

La inflorescencia está constituida por una bráctea (llamada espata) en forma de corazón, vuelta hacia abajo, que puede llegar a los 20 centímetros de diámetro, parecida al plástico, y un espádice que a veces tiene forma de tirabuzón, con flores minúsculas. Las flores son de color rosa, rojo o blanco. Generalmente la floración tiene lugar en verano. Pero si vive en buenas condiciones, puede florecer también en otros períodos del año.

El fruto es una baya carnosa.

Cómo cuidarlo

El anturio se desarrollará bien tanto en manos de un buen jardinero como en las de los menos interesados en la jardinería, pues su cultivo es sencillo. Basta con algunos cuidados para verlo florecer casi todo el año. Lo mejor es evitarle los excesos: luz suficiente, pero no pleno sol (1.200 lux). No dejes que se seque, pero tampoco lo riegues en exceso.

Le gusta una temperatura constante entre los 17 y los 24 °C (no inferior a los 10 °C, o la planta amarilleará y acabará muriendo). Le gusta el calor, pero sin sol directo durante las épocas cálidas. Es preferible la semisombra, con una luz tamizada, salvo en pleno invierno, cuando necesita luz intensa para lograr la floración.

Le gusta el calor húmedo, por lo que precisa mucha humedad. Sin embargo, no le convienen los golpes de frío ni las corrientes de aire.

Para mantener una humedad regular, coloca grava o bolas de arcilla expandida en el fondo del tiesto. Elige una tierra que drene bien.

➠ **Fertilización:** proporciónale fertilizante «especial plantas con flores» cada quince días, de abril a septiembre. Evita abonarla durante el invierno.

➠ **Cambio de maceta:** preferiblemente, cámbialo de maceta en primavera, cada año en el caso de los ejemplares jóvenes, y luego cada dos o tres años. No dejes que las raíces asomen por el fondo del tiesto, pero aumenta el tamaño de éste sólo una medida cada vez.

➡ **Riego:** precisa agua y al menos un 60 % de humedad. Emplea agua blanda, no calcárea. Pulveriza las hojas dos veces por semana, sin mojar las espatas. Si no, riégalo cada tres días, con agua templada no calcárea. En verano, riégalo cada día durante la etapa de calor más intenso para que mantenga la humedad. Durante esa estación mantén la tierra húmeda, pero asegurándote de que no quede agua encharcada en las raíces. En invierno, riégalo sólo cada diez días.

Trucos de profesional

Corta los tallos de las flores marchitas por la base y ve cortando las hojas a medida que se sequen.

Pasa regularmente una esponja por las hojas para eliminar el polvo. No emplees abrillantador para hojas.

- **Si el anturio no florece:** lo riegas demasiado en invierno o tiene poca luz.
- **Si las hojas se abarquillan:** el ambiente es demasiado seco.
- **Si las hojas se caen o amarillean:** el anturio está en un lugar demasiado frío o está situado en medio de una corriente de aire.
- **Si el anturio pierde el color:** le falta luz. Colócalo en un lugar sombreado.
- **Si las flores se inclinan:** usa como tutor unos finos tallos de bambú.

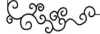

Manifestaciones alergénicas

En algunas personas sensibles, existe riesgo de irritación de las mucosas e inflamación cutánea si hay contacto con la planta.

Esta planta es tóxica por ingestión y por contacto. La savia es muy peligrosa.

El árbol de jade

Saber reconocerlo botánicamente antes de comprarlo

De la familia de las Crasuláceas, el árbol de jade o crásula (*Crassula arborescens* o *Crassula ovata*) es originario del sur de África y de Madagascar. Es una planta suculenta que puede alcanzar 3 metros de altura en su estado natural, pero que puede ser un bonsái en interiores. También se le llama dólar de plata. Su porte es tortuoso. Mide entre 30 y 90 centímetros.

Las hojas son carnosas y gruesas, y están recubiertas de una cutícula impermeable que hace al árbol de jade resistente a la transpiración.

Las flores de color blanco o rosado aparecen durante el invierno.

Cómo cuidarlo

Requiere pocos cuidados. Coloca el árbol de jade donde tenga mucha luz, a pleno sol. Necesita mucha luminosidad. Puede vivir con una temperatura comprendida entre los 5 y los 30 °C (aunque lo ideal son 21 °C) y algo de frescor en invierno, alrededor de los 10-13 °C. A esta planta le gusta un ambiente seco.

➡ **Fertilización:** emplea un abono rico en potasio, una vez al mes, de primavera a otoño.

➡ **Cambio de maceta:** por lo general basta con cambiar la tierra de la capa superior. Si no, cámbialo de maceta cada tres o cuatro años, cuando las raíces hayan invadido todo el perímetro del tiesto.

➡ **Riego:** riégalo con moderación, dejando que la tierra se seque entre un riego y otro. El árbol de jade es capaz de retener gran cantidad de agua en sus hojas carnosas. En invierno, riégalo dos veces al mes. Nunca dejes que se acumule agua en el platillo.

Trucos de profesional

Poda los tallos jóvenes para favorecer que se ramifiquen.

• **Crece poco:** le falta luz.

Manifestaciones alergénicas

Nada a señalar.

El árbol del caucho

Saber reconocerlo botánicamente antes de comprarlo

De la familia de las Moráceas, el árbol del caucho o ficus de hoja grande (*Ficus elástica*) es originario de Asia tropical. Muy de moda en las décadas de 1970 y 1980, últimamente ha sido destronado por la yuca y la dragonera. Empieza a reaparecer en interiores, sobre todo porque es una planta que requiere pocos cuidados. Las hojas son lisas y brillantes.

Las flores son minúsculas.

Cómo cuidarlo

Su temperatura ideal se encuentra entre 15 y 25 °C, pudiendo llegar hasta 30 °C. Es sensible a las corrientes de aire. Durante un tiempo puede vivir con poca luminosidad, pero prefiere un emplazamiento bien iluminado, sin sol directo.

➦ **Fertilización:** emplea un abono natural en período vegetativo.

➦ **Cambio de maceta:** cámbialo de maceta cada año, en primavera. Cuando el tiesto sea lo bastante grande, basta con renovar la capa de tierra superficial.

➠ **Riego:** riégalo cada tres días en verano. Durante el invierno bastará con regarlo cada diez días, si no tienes la calefacción muy alta. Pulveriza las hojas con frecuencia durante los calores intensos veraniegos y cuando tengas encendida la calefacción en invierno.

Trucos de profesional

Sus grandes hojas se llenan fácilmente de polvo: límpialas con una esponja húmeda.
Evita los tiestos con reserva de agua.

- **Si las hojas se vuelven blandas:** hace demasiado calor o lo has regado en exceso.

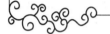

Manifestaciones alergénicas

Cuidado con el látex. Ponte guantes cuando hayas de cortar las hojas o mover el tallo. No dejes que se le acerquen los niños ni los animales domésticos.

La areca

Saber reconocerla botánicamente antes de comprarla

De la familia de la Arecáceas, la areca (*Chrysalidocarpus lutescens*) es originaria de Madagascar, de la isla de la Reunión y de los bosques tropicales del Índico. Esta frondosa palmera recibe también el nombre de palmera amarilla, palma de frutos de oro o reina de las palmas.

Su crecimiento es bastante lento, pero necesitará mucho espacio. No te confíes, pues según sean las condiciones en las que viva, algunos ejemplares pueden alcanzar los 3 metros en una maceta.

Su tronco es parecido a una caña.

De un bonito color verde brillante, las hojas son arqueadas, con largas palmas pinnadas en forma de peine. Su follaje es perenne.

Las flores son de color blanco cremoso a amarillo, algunas veces perfumadas. Aparecen durante el verano.

Los frutos son de color violeta oscuro.

Cómo cuidarla

Su cultivo es bastante difícil, pues el aire seco de nuestras casas no le sienta demasiado bien. Para el tiesto, elige una mezcla de tierra arenosa y mantillo de hojas.

A la areca le gusta estar a la luz, sin sol directo (unos 800 lux), entre 15 y 25 °C durante todo el año. Colócala cerca de una ventana orientada al este o al oeste. Evita las corrientes de aire en invierno y las temperaturas inferiores a 10 °C.

Necesita al menos un 50 % de humedad. Coloca el tiesto sobre gravilla húmeda o bolas de arcilla expandida.

➠ **Fertilización:** proporciónale un abono líquido «especial plantas verdes» dos veces al mes durante el período vegetativo.

➠ **Cambio de maceta:** cámbiala de maceta cada dos o tres años, preferiblemente en primavera, en especial si las raíces están apretadas, en tierra bien drenada. Si la planta es demasiado grande, basta con reemplazar la tierra de los primeros 5 centímetros de toda la superficie.

➠ **Riego:** en interior, mantén una elevada humedad. Durante el invierno puede estar más seca. Riégala dos veces por semana, aunque en invierno una vez por semana es suficiente. No dejes que la tierra se seque. Durante el verano, mantén la tierra siempre ligeramente húmeda, pero no empapada. En invierno, deja que se seque bien entre uno y otro riego. No permitas que se acumule agua bajo el tiesto. Pulveriza regularmente las hojas.

Trucos de profesional

Ten cuidado con las cochinillas: realiza un tratamiento preventivo.
Corta de raíz las hojas secas de la zona externa de la planta.

- **La punta de las hojas se seca:** pulveriza de manera regular las hojas con agua templada, insistiendo en el envés.

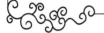

Manifestaciones alergénicas

Las hojas son tóxicas por ingestión.

El asiento de suegra

Saber reconocerlo botánicamente antes de comprarlo

De la familia de las Cactáceas, el asiento de suegra (*Echinocactus grusonii*) forma parte del género *Echinocactus*. Recibe también el nombre de bola de oro o cactus erizo. Es originario de México.

Tiene forma esférica. Hay que esperar al menos cinco años para que alcance 15 centímetros de diámetro. Luego, si vive en condiciones adecuadas, puede tener 60 centímetros de diámetro, o incluso un metro. Cuando es adulto, puede tener hasta 35 costillas.

Las espinas son rectas o ligeramente curvadas, largas, amarillas o blancas.

En un ejemplar de más de 20 años, pueden aparecer pequeñas flores amarillas en la cima de la planta.

Cómo cuidarlo

El asiento de suegra requiere una temperatura de 12 °C en invierno. Durante el verano tolera bien el calor.

Necesita una mezcla de tierra de jardín y de arena, bien drenada. Añádele algunos guijarros en el fondo del tiesto.

➡ **Fertilización:** una vez al mes, en primavera y verano, añádele un abono «especial para cactus».

➡ **Cambio de maceta:** cámbialo de maceta en primavera, cuando ésta resulte demasiado pequeña para que se siga desarrollando.

➡ **Riego:** en verano basta con regarlo cada diez días, y una vez al mes en primavera y verano. En invierno, espacia aún más el riego. No hace falta que pulverices, ya que prefiere un ambiente seco.

Trucos de profesional

Vigila la aparición de cochinillas, puesto que son muy perjudiciales. Quita el polvo con un pincel.

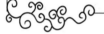

Manifestaciones alergénicas

Mucho cuidado con las espinas.

La azalea

Saber reconocerla botánicamente antes de comprarla

De la familia de las Ericáceas, la azalea (*Rhododendron indicum* o *Rhododendron x simsi*, conocida como azalea de los floristas o azalea doble) es un arbusto de aspecto redondeado, originario de China y de Japón. En maceta, puede medir entre 25 centímetros y 1 metro de altura.

Sus hojas son perennes, con pelos, ovaladas, verticiladas y de color verde oscuro brillante. Miden aproximadamente 5 centímetros de longitud. Las flores, que pueden ser simples o dobles, en racimos umbeliformes, pueden ser rosas, blancas, rojas, violetas o incluso bicolores o tricolores.

Cómo cuidarla

Coloca este pequeño arbusto en un lugar en semisombra, pues le gusta la luz suave. No lo cambies bruscamente de sitio, ya que lo odia. En cuanto a temperatura, prefiere una temperatura comprendida entre los 12 y los 18 °C (tras la aparición de los primeros capullos, se aconseja 18 °C). En invierno, la temperatura no debe bajar de los 5 °C. No le gustan las estancias con mucha calefacción y no soporta las altas temperaturas durante el verano.

A la azalea no le gusta el calor, pero, en cambio, sí la humedad. Coloca el tiesto sobre un platillo lleno de gravilla húmeda o sobre un lecho de bolas de arcilla expandida.

En verano, ponla en el exterior si tienes una terraza o un jardín, protegida del sol directo. Le gustan las noches frescas del exterior y los breves chaparrones (evita las tormentas).

➠ **Fertilización:** utiliza un abono para plantas acidófilas «específico para azaleas o rododendros» una vez por semana durante el período de crecimiento y una vez a principios de abril.

➠ **Cambio de maceta:** cámbiala de maceta cada dos o tres años, después de la floración, con tierra especial «para azaleas» o con una mezcla de tierra de brezo, de turba y de mantillo de hojas.

➠ **Riego:** riégala siempre por inmersión, nunca riegues directamente las flores, con agua no calcárea, una o dos veces por semana. En invierno, riégala sólo una vez por semana. En período de floración, mantén la tierra siempre húmeda. Pero evita tanto el encharcamiento como que se sequen las flores.

Manifestaciones alergénicas

Todas las partes de la azalea contienen sustancias tóxicas.

Trucos de profesional

- **Si las hojas se secan:** la azalea tiene demasiada agua.
- **Si se le caen las hojas:** el ambiente es demasiado seco.

Corta las flores a medida que se vayan marchitando. Pódala ligeramente una vez que se acabe la floración.

La begonia

Saber reconocerla botánicamente antes de comprarla

De la familia de las Begoniáceas, la begonia (*Begonia sp.*) procede generalmente de los bosques tropicales húmedos de América del Sur, en particular de Brasil. Mide entre 20 y 40 centímetros. Es una planta vivaz de hoja caduca.

Las hojas asimétricas son de un bonito color verde brillante o bronce, a veces moteadas.

Las flores crecen en racimos, a menudo de colores vivos, rosas, blancas o rojas.

Cómo cuidarla

Es fácil de cuidar. A la begonia le gusta un lugar soleado, o bien sol y sombra. Colócala cerca de una ventana, pero sin sol directo. Le gusta la temperatura comprendida entre los 15 y los 20 °C. No debe superar los 22 °C. Protégela del calor intenso. No le gusta la humedad excesiva.

➠ **Fertilización:** añádele un abono «especial para plantas de flor» diluido en agua, cada quince días, durante la temporada de floración.

➠ **Cambio de maceta:** no vale la pena cambiarla de maceta, pues es difícil que una begonia aguante más de un año en un piso.

➠ **Riego:** riega la begonia dos veces por semana en verano y cada diez días en invierno. No pulverices las hojas. La tierra debe estar ligeramente húmeda, pero no empapada.

Trucos de profesional

- **La begonia se pudre:** la has regado en exceso.

  Elimina las hojas a medida que se vayan marchitando.

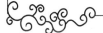

Manifestaciones alergénicas

La parte subterránea (rizoma o tubérculo) de la planta contiene cristales de oxalato de calcio. Estos oxalatos son irritantes tanto químicos como mecánicos de las mucosas y de la piel. Principales síntomas: una sensación de quemazón en los puntos de contacto. Las partes que han estado en contacto con ellos pueden hincharse y formar un eritema.

Ten cuidado al cambiarla de tiesto, ponte guantes.

El cactus cirio

Saber reconocerlo botánicamente antes de comprarlo

De la familia de las cactáceas, el cactus cirio (*Cereus peruvianus*), también llamado cactus de cerco, se yergue en forma de cirio. Originario de América del Sur, se encuentra en Argentina, Brasil, Uruguay y las Antillas.

Los tallos tienen largas espinas aceradas, reunidas en areolas a veces lanosas.

Las flores pueden alcanzar los 25 centímetros. Son blancas o rosas. La floración es nocturna de junio a septiembre, con corolas blancas de pétalos verdosos en el exterior.

Cómo cuidarlo

Resiste grandes diferencias de temperatura, que pueden oscilar de 5 a 30 °C. Durante el invierno, ponlo en un lugar fresco (una temperatura de alrededor de 10 °C).

Precisa poca humedad y pleno sol. Airéalo, sin exponerlo a corrientes de aire frío. Tolera el calor seco.

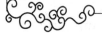 **Fertilización:** fertilízalo con un abono «especial para cactus» una vez al mes, de mayo a septiembre.

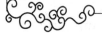 **Cambio de maceta:** cámbialo de maceta en primavera cada dos años, con tierra específica para cactus.

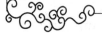 **Riego:** Basta con regarlo una o dos veces al mes. Riégalo por la mañana temprano o a última hora del día.

Déjalo prácticamente en seco durante todo el invierno, pulverizándolo de vez en cuando, preferiblemente a última hora, y humedece la tierra una o dos veces al mes.

Trucos de profesional

- **Si las raíces se pudren:** tiene un exceso de humedad.
- **Para prevenir las cochinillas:** pulveriza suavemente el follaje a última hora del día.

Manifestaciones alergénicas

Ten cuidado con las espinas. Ponte guantes cuando hagas el cambio de tiesto.

La cinta

Saber reconocerla botánicamente antes de comprarla

De la familia de las Asparagáceas, la cinta (*Clorophytum comosum*) recibe también el nombre de malamadre o lazo de amor. Esta planta herbácea es originaria del sur de África. Generalmente alcanza 25 centímetros de altura, y 30 centímetros como máximo.

Produce penachos de hojas. Estas últimas son flexibles, curvadas, lanceoladas y largas (entre 30 y 60 centímetros). De color verde, y a menudo con rayas blancas, se presentan en rosetas de cintas, sin tallo.

Las flores blancas tienen forma de estrella, con seis pétalos. Aparecen en racimos en primavera y en verano. Disfrútalas, porque son efímeras.

Cómo cuidarla

Su cultivo es fácil. La cinta necesita una temperatura comprendida entre los 8 y los 20 °C. Puede tolerar temperaturas bajas, pero no inferiores a 7 °C.

Precisa estar a plena luz, sin sol directo que pueda quemarla. Sobre todo en invierno le gusta algo de insolación. Evita el calor intenso y no la pongas al sol directo, sobre todo en pleno verano, ya que sus hojas se quemarían.

Puedes colocarla cerca de una ventana orientada al norte. Si está cerca de una ventana expuesta al sur, protégela con un visillo.

➡ **Fertilización:** cada quince días, de marzo a septiembre, añádele abono líquido común.

➡ **Cambio de maceta:** cámbiala de maceta durante el mes de marzo, cuando las raíces empiecen a levantar la tierra del tiesto. Utiliza un sustrato a base de mantillo para plantas de interior.

➡ **Riego:** espacia el riego al principio de su crecimiento y deja que se seque un poco para estimularla. Dado que en su medio natural alterna estaciones de lluvias con otras secas, sus raíces carnosas tienen capacidad para almacenar agua. A esta planta no le gusta la sequía, pero es igualmente sensible al exceso de agua. En época normal, riégala una vez por semana, y cada diez días en invierno. Déjala que se seque un poco entre riego y riego. Nunca permitas que el agua se estanque en el platillo.

Si la temperatura supera los 20 °C, sumerge el tiesto en agua regularmente para aportarle frescor, en especial durante el verano.

Trucos de profesional

- **Si las puntas de las hojas se vuelven marrones:** riégala con mayor frecuencia.
- **Si las puntas de las hojas se vuelven amarillas:** la planta necesita un cambio de tiesto.
- **Si las hojas pierden color:** a la planta le falta luz.
- **Si las hojas se secan:** la planta tiene demasiado calor o precisa un cambio de tiesto.
- **Si las hojas se vuelven transparentes:** la planta tiene frío.

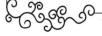

Elimina las hojas muertas, amarillentas o estropeadas.
Limpia las hojas con una esponja empapada con agua templada.

Manifestaciones alergénicas

Esta planta es un poco tóxica. Puede provocar problemas digestivos en los gatos, si los tienes.

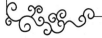

El clorofito

Véase Cinta, pág. 81.

El crisantemo

Saber reconocerlo botánicamente antes de comprarlo

De la familia de las Asteráceas (Compuestas), el crisantemo (*Chrysantemum indicum*) recibe a veces el nombre de margarita de otoño. Originario de Corea, el crisantemo llegó a Europa en el siglo XVII. Símbolo de longevidad en Asia, en Europa es la flor tradicional del Día de Todos los Santos y del de Todos los Difuntos en noviembre. En Japón, se considera sagrada, y ser reconocido con la orden del crisantemo es la recompensa suprema.

Muy estilizados, los crisantemos tienen forma circular. En el extremo de sus rígidos tallos, resulta encantador su ritmo ascendente. De la forma de «margarita» al «pompón», pasando por las flores «simples», hay para todos los gustos.

En 1928, el estadounidense Allard descubrió que los crisantemos sólo florecen cuando los días se acortan, es decir, en otoño. Pero, actualmente, los horticultores consiguen engañarlos: para «hacerles creer» que ha llegado el otoño, inducen la oscuridad de modo artificial, de manera que se pueden encontrar como flor cortada durante todo el año. Al comprarlos, decántate por las flores ya abiertas, porque los capullos no se abren una vez se han cortado.

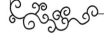

Cómo cuidarlo

Su cultivo es bastante sencillo. Hay que exponer el crisantemo a la luz intensa (2.000 lux). Plántalo en una mezcla de tierra de jardín bien drenada, neutra o un poco ácida, con mantillo ligero. Consérvalo en lugar fresco durante todo el año (entre 10 y 15 °C).

➠ **Fertilización:** una vez al año, añádele un 15 % de fertilizante orgánico a base de abono animal y algas.

➠ **Cambio de maceta:** es inútil cambiarlo de tiesto.

➠ **Riego:** mantén la tierra húmeda, pero sin excesos, y riégalo por inmersión para evitar que el mantillo se seque. Riégalo abundantemente cuando haya florecido.

Trucos de profesional

• **Si las hojas tienen manchas grises o blancas:** el ambiente es demasiado frío o demasiado húmedo.

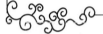

Manifestaciones alergénicas

Las hojas y los tallos son muy tóxicos.

El crotón

Saber reconocerlo botánicamente antes de comprarlo

De la familia de las Euforbiáceas, el crotón (*Codiaeum variegatum*) fue introducido en Europa a finales del siglo xix. Puede alcanzar casi los 2 metros de altura. Su magnífico follaje de colores llameantes forma un original penacho. Las hojas son brillantes, estrechas, dentadas, regulares y lisas, y tienen un color verde, amarillo, naranja o rojo.

Durante el verano a veces aparecen unas flores minúsculas.

Cómo cuidarlo

Colócalo bajo una luz intensa (1.000 lux). Tolera el sol de la mañana. Por la tarde, protégela de él mediante un visillo. Mantén el crotón a una temperatura comprendida entre los 15 y los 25 °C. Evita los descensos bruscos de temperatura y las corrientes de aire. Necesita una buena aireación.

➡ **Fertilización:** abónalo cada quince días de mayo a septiembre, al principio de su etapa de crecimiento.

➡ **Cambio de maceta:** sustituye la capa superficial de tierra por mantillo una vez al año. Cámbialo de maceta en primavera cada dos o tres años a medida que el crotón se vaya desarrollando.

➡ **Riego:** riégalo cada tres días en verano, y una vez por semana durante el invierno. Durante el calor intenso del período estival, o si tienes la calefacción muy fuerte en invierno, pulveriza el crotón diariamente. La tierra debe estar húmeda, pero no empapada.

Trucos de profesional

- **Si se le caen las hojas:** el crotón tiene frío.
- **Si sufre ataques de cochinilla:** pulveriza las hojas a última hora del día.
- **Limpia regularmente las hojas** con una esponja húmeda.

Manifestaciones alergénicas

Tanto las hojas como el tallo tienen un jugo lechoso (látex) que es tóxico, en especial para los ojos. Puede causar dermatitis alérgica, es decir, eczema en las partes que han estado en contacto directo con la planta. Principales síntomas: rojeces, vesículas o incluso edema. Ponte guantes para cambiar el crotón de tiesto.

Dieffenbachia

Saber reconocerla botánicamente antes de comprarla

De la familia de las Aráceas, *Dieffenbacchia* (*Dieffenbachia seguine* o *Dieffenbachia picta* o incluso *Dieffenbachia exotica*) es una planta herbácea vivaz originaria de Brasil. En algunos países de América Central recibe el nombre de lotería, y en México se le llama amoena. Puede alcanzar los 1,50 metros de altura y los 80 centímetros de envergadura. El tallo es largo y cilíndrico. Las hojas son gruesas, carnosas, oblongas y puntiagudas. Miden entre 30 y 55 centímetros de longitud. Son anchas, con una nervadura central muy protuberante. De color verde claro, presenta manchas entre blancas y amarillentas, moteadas, rayadas o incluso marmoleadas.

Esta planta tiene una inflorescencia en forma de espádice, protegida por una espata. Los ejemplares adultos producen flores blancas unisexuadas.

Cómo cuidarla

Su cultivo es bastante fácil. Plántala en un sustrato que sea una mezcla de mantillo de turba y tierra de jardín. Conserva cierta humedad colocando el tiesto sobre guijarros húmedos.

Precisa luminosidad y una temperatura constante entre 18 y 22 °C (lo ideal es entre 20 y 22 °C). Detesta las corrientes de aire frío, el aire seco y el sol directo.

➠ **Fertilización:** aplica un abono «especial para plantas verdes» de abril a septiembre, más o menos cada quince días, durante su etapa de crecimiento.

➠ **Cambio de maceta:** los ejemplares jóvenes, cámbialos de maceta una vez al año, en primavera, con un mantillo poco ácido mezclado con tierra de brezo. Para los ejemplares grandes, basta con renovar la capa superficial de tierra.

➠ **Riego:** riégala dos veces por semana con agua no calcárea y templada. Cada diez días, sumerge el tiesto en un balde con agua durante unos diez minutos. Esta planta detesta el exceso de riego y el agua estancada en el platillo. Riégala del mismo modo durante todo el año. Si la temperatura baja, espacia el riego.

Pulveriza con regularidad las hojas, en especial cuando haga mucho calor.

Trucos de profesional

- **Si se le caen las hojas más bajas:** la planta tiene frío.
- **Si las hojas de la parte inferior amarillean:** la riegas demasiado.
- **Si las hojas se vuelven viscosas:** la tierra está demasiado húmeda.

Limpia las hojas con una esponja húmeda, sin emplear abrillantador de hojas.

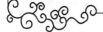

Manifestaciones alergénicas

Ten cuidado: puede provocar reacciones violentas, extremadamente irritantes, por contacto cutáneo. Estas reacciones se manifiestan a menudo a través de una fuerte sensación de quemazón. Veinticuatro horas después del contacto, sobre la piel se produce una descamación de la zona que ha estado en contacto y luego la piel cicatriza lentamente. Atención también al contacto con las mucosas (boca, labios, ojos). En especial en los ojos, el jugo de la planta provoca un dolor agudo acompañado a menudo de problemas oculares que pueden provocar una reducción momentánea de la visión.

Zonas irritantes: toda la planta.

Cuando se cambia de maceta, es imprescindible llevar guantes y protegerse los ojos.

La drácena

Saber reconocerla botánicamente antes de comprarla

De la familia de las Agaváceas, la drácena (*Dracaena sp.*) es originaria de Asia, de la isla de la Reunión y de África tropical. Según las variedades, recibe también el nombre de tronco o palo del Brasil (*Dracaena fragans «Massageana»*), o drácena marginata. Es un arbusto erecto que se parece un poco a la palmera. Su crecimiento es lento: 10 a 15 centímetros por año.

Las hojas son lanceoladas y arqueadas, a menudo moteadas.

Raras veces florece en interior. Si la drácena vive en condiciones adecuadas, algunas veces puede florecer en verano. Las flores en forma de estrella son amarillas o blanco crema.

> El Lucky bambú (*Dracaena sanderiana*), o bambú de la suerte, es muy original, con sus tallos rectilíneos o en forma de espiral con un penacho de hojas tiesas en el extremo. Cada tallo crece por separado, lo que permite una gran flexibilidad en la creación de arreglos. Se dice que trae riqueza y suerte a quien lo recibe como regalo. Según el feng shui, crea energía positiva y equilibrio en cualquier estancia.

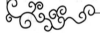

Cómo cuidarla

La drácena necesita luz intensa, pero no soporta el sol directo y demasiado cálido en verano. Puede tolerar el sol si se la coloca tras un visillo o una cortina que la proteja de los rayos directos.

- ➡ **Fertilización:** en etapa de crecimiento, aplica un abono líquido común cada quince días.

- ➡ **Cambio de maceta:** no hace falta cambiar de maceta a *Dracaena marginata*, ya que puede permanecer en un tiesto pequeño. Las otras especies se pueden cambiar de maceta cada año en primavera.

- ➡ **Riego:** en período de crecimiento, riégala con regularidad. La tierra debe estar húmeda, pero sin que el agua llegue a encharcarse. Durante el invierno, riégala con moderación. En el caso de *Dracaena sanderiana,* si está en agua, cámbiasela dos veces al mes. Si no, riégala con regularidad manteniendo húmeda la tierra, sin que llegue a estar empapada ni se reseque.

- *Dracaena marginata:* es una especie fácil de cultivar. Es muy tolerante.
- *Dracaena fragans:* es una planta que plantea pocas exigencias. Prefiere unos días de sequía a un exceso de agua.
- *Dracaena sanderiana:* es de mantenimiento fácil.
- *Dracaena deremensis:* le gustan las estancias luminosas.

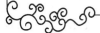

Trucos de profesional

- **A la drácena se le caen las hojas:** el aire es demasiado caliente y demasiado seco.
- **Los colores de la drácena palidecen:** le falta luz.
- **La drácena está lacia:** la tierra está demasiado húmeda.
- **Las hojas amarillean:** quizás sufre un ataque de arañas rojas.
- **Si los bordes de las hojas se secan:** pulveriza el follaje con agua a temperatura ambiente.
  Elimina con regularidad las hojas de la base que se sequen.

Manifestaciones alergénicas

Esta planta presenta una ligera toxicidad.

Epipremnum

Véase Potos pág. 85.

El espatifilo

Saber reconocerlo botánicamente antes de comprarlo

De la familia de las Aráceas, el espatifilo *(Spathiphyllum floribundum)* es originario de los bosques tropicales de América Central y del Sur. También se llama cuna de Moisés o bandera blanca. Hay que tener cuidado, porque esta planta puede fácilmente duplicar su volumen, hasta alcanzar un metro de altura y 50 centímetros de envergadura.

Las hojas de color verde oscuro brillante son largas, lanceoladas, longitudinales y perennes.

Las inflorescencias son portadas por unas largas astas que aparecen en el centro de las matas de hojas. Cada flor se compone de una gran espata blanca (que mide de 10 a 15 centímetros de largo) que rodea a un espádice amarillo erecto. La floración tiene lugar de mayo a octubre.

Cómo cuidarlo

Protege al espatifilo de las corrientes de aire, pues detesta los cambios bruscos de temperatura. Prefiere una temperatura comprendida entre los 18 y los 22°C, que puede descender hasta los 13 °C en invierno. En verano, no lo coloques bajo el sol directo. Necesita luz y un 50 % de humedad.

Si lo cuidas bien y vive en buenas condiciones, puedes conservarlo hasta diez años.

➠ **Fertilización:** durante la floración (suele producirse en verano), añádele un abono «especial para plantas con flor» dos o tres veces al mes.

➠ **Cambio de maceta:** cámbialo de maceta cada dos o tres años, al finalizar el invierno.

➠ **Riego:** si la temperatura supera los 20 °C, riégalo dos o tres veces por semana y pulveriza las hojas una vez por semana con agua no calcárea. Si no, basta con regarlo una vez por semana. Pero no dejes nunca que la tierra se seque.

Pulveriza el follaje tres veces por semana con agua no calcárea, a temperatura ambiente.

Pon el tiesto sobre un lecho de bolitas de arcilla expandida para conservar la humedad.

En invierno, déjalo en lugar seco y fresco (en una estancia con una temperatura próxima a los 15 °C).

Trucos de profesional

- **Si el espatifilo está lacio:** no lo riegas bastante.
- **Si las hojas amarillean:** el esptifilo sufre un exceso de agua.
- **Si el espatifilo no florece:** cámbialo de maceta.
- **Si aparecen manchas marrones en las hojas:** el espatifilo tiene frío.
- **Si las hojas están polvorientas:** límpialas con un pincel ligeramente húmedo.

Manifestaciones alergénicas

Todas las partes del espatifilo (en especial los tallos y las hojas) contienen sustancias tóxicas.

El ficus

Saber reconocerlo botánicamente antes de comprarlo

De la familia de las Moráceas, el ficus (*Ficus benjamina* también recibe el nombre de ficus enano o amate. Originario de las regiones tropicales y subtropicales de África, de Asia y del Pacífico, este árbol o arbusto frondoso es una planta descontaminante muy de moda en los últimos años.

Las hojas son perennes, alternas, elípticas, ovaladas y coriáceas. Son de un bonito color verde vivo. Miden de 5 a 8 centímetros de longitud por 2,5 centímetros de anchura. Terminan en una punta en espiral. Sus bordes son a veces rizados.

Cómo cuidarlo

Al ficus le gusta estar en un lugar muy luminoso, sin sol directo, entre 15 y 25 °C. No lo pongas cerca de un radiador, ni tampoco de una ventana abierta. No soporta las corrientes de aire. Búscale desde el principio un emplazamiento adecuado, pues detesta los cambios de lugar.

Cuidado con dónde lo pones. En un tiesto grande, puede superar los tres metros de altura.

➠ **Fertilización:** aplica un abono líquido común dos veces al mes, sólo durante el verano.

➠ **Cambio de maceta:** cámbialo de maceta en primavera, cuando las raíces empiecen verdaderamente a asomar por los agujeros de drenaje. Añádele luego un fertilizante orgánico a base de abono animal.

➠ **Riego:** pulveriza las hojas cada dos días. Riégalo cada quince días en invierno, una vez por semana el resto del año y cada tres días en pleno verano (pero con moderación). Nunca dejes agua estancada en el platillo.

Trucos de profesional

- **Si al ficus se le caen las hojas:** cámbialo de sitio. Quizás el lugar donde está no es lo bastante luminoso. La caída de las hojas puede deberse también a un cambio repentino de temperatura o a un paso brusco del aire húmedo al seco, o a corrientes de aire frío.
- **Si las hojas se abarquillan:** al ficus le falta agua.
- **Si las hojas amarillean:** el ficus tiene demasiado calor o está expuesto al sol directo.
  Elimina las ramitas secas al final del verano.
  Limpia a menudo las hojas del ficus con una esponja húmeda.

Manifestaciones alergénicas

Por muy bonito que sea, el ficus puede provocar en algunas personas sensibles reacciones alérgicas (como asma alérgico) e irritaciones cutáneas. Hay que evitar, pues, romper los tallos o las hojas, que contienen un jugo lechoso (látex) muy corrosivo.
Zonas irritantes: las hojas y el tallo.

El filodendro

Saber reconocerlo botánicamente antes de comprarlo

De la familia de las Aráceas, el filodendro rojo (*Philodendron erubescens*) es una planta trepadora, originaria de América del Sur y Central. Es muy vigoroso. Esta planta es voluminosa: puede alcanzar 5 metros de altura y 60 centímetros de envergadura. Tenlo en cuenta para que tenga un tiesto suficientemente grande y ancho. Evita la compañía de otras plantas, pues podría «ahogarlas».

Sus hojas son coriáceas, gruesas, enteras o recortadas y alternas. Puede medir entre 15 centímetros y 2 metros de longitud. Las hojas son de un bonito verde bastante oscuro y brillantes.

El filodendro raras veces florece en un piso. Las flores blancas aparecen a veces durante el verano.

Cómo cuidarlo

El filodendro requiere pocos cuidados. Es muy tolerante, pero hay que evitarle las corrientes de aire, ya sea frío o caliente. Sin embargo, proporciónale cada día una buena aireación.

Le gusta estar en una estancia bien iluminada, sin sol directo.

Su temperatura preferida se sitúa entre los 18 y los 20 °C (puede tolerar hasta 12 °C).

➡ **Fertilización:** apórtale un abono «especial para plantas con flores o plantas verdes», rico en nitrógeno y en potasio.

➠ **Cambio de maceta:** las plantas jóvenes precisan un cambio de maceta cada año. Puedes enriquecer el mantillo con un poco de sangre seca o cuerno molido. Estos abonos naturales se encuentran en forma de polvo, más fácil de mezclar con la tierra.

➠ **Riego:** pulveriza las hojas con moderación, cada día, con agua no calcárea a temperatura ambiente.

Necesita un 50 % de humedad. Pero evita el agua encharcada en el platillo. Es esencial asegurarle un buen drenaje para evitar que se formen hongos.

Riégalo dos veces por semana con agua templada, no calcárea. Deja que la tierra se seque entre uno y otro riego, ya que nunca debe estar empapada. En invierno, riégalo sólo cada diez días.

Trucos de profesional

- **Si los tallos se pudren:** tiene demasiada humedad, bastará con cambiarlo de tiesto.
- **Si se desarrollan raíces aéreas:** entiérralas a medida que vaya apareciendo. Esto dará vigor a la planta.
- **Si las hojas nuevas son más pequeñas que las antiguas:** el filodendro está en un lugar demasiado oscuro y, por ese motivo, degenera. Otra posibilidad es que necesite un cambio de tiesto porque el tamaño del actual ya no le baste.
- **Para que los brotes puedan agarrarse:** ponle tutores o pilares de espuma.
- **Para que las hojas brillen:** pásales una esponja húmeda con agua templada. No emplees abrillantador para hojas.

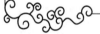

Manifestaciones alergénicas

Es una planta tóxica. Manipúlala siempre con guantes. No la dejes al alcance de la boca o las manos de los niños.

La gerbera

Saber reconocerla botánicamente antes de comprarla

De la familia de las Asteráceas (Compuestas), la gerbera (*Gerbera jamesonii*) es una planta tupida originaria de Australia. También recibe el nombre de margarita africana.

Las hojas verdes están dispuestas en roseta. Son recortadas y más anchas en los extremos. El envés de las hojas tiene pelos.

Las flores se abren como las margaritas. Pueden ser rosas, rojas, rojo púrpura, blancas o amarillas. La floración comienza en primavera y puede durar hasta el otoño.

Cómo cuidarla

La gerbera es una planta fácil de cultivar, pero es difícil conservarla después de la floración. Le gusta una luminosidad intensa (2.000 lux) y el calor estival. Se encuentra bien con una temperatura que oscila entre los 18 y los 22 °C. En invierno, colócala en una estancia más fresca: 15 a 16 °C.

La gerbera es sensible a la humedad.

➡ **Fertilización:** en período vegetativo, diluye un fertilizante en el agua de riego una vez al mes.

➡ **Cambio de maceta:** no es necesario cambiarla de maceta.

➡ **Riego:** riégala con regularidad durante el verano, pero sin excesos. Durante el período de floración, riégala cada 48 horas. En invierno, espacia el riego. Deja que se seque la tierra entre uno y otro riego.

Trucos de profesional

- **Las hojas de la gerbera pierden color:** tiene un exceso de agua.
- **Las hojas amarillean:** a la gerbera le falta hierro o magnesio. Añádele fertilizante.

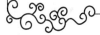

Manifestaciones alergénicas

La gerbera es una planta no tóxica.

El helecho común

Saber reconocerlo botánicamente antes de comprarlo

De la familia de las Davaliáceas, el helecho común (*Nephrolepis exaltata*) es un helecho originario de los trópicos, de África y de América. También recibe el nombre de helecho espada o nefrolepis.

Este helecho forma espesos ramos con palmas erguidas o colgantes. Las hojas son perennes, alargadas y finamente recortadas. Miden entre 40 y 70 centímetros de longitud. No tiene flores.

Sus exuberantes frondas de color verde claro resultan tan hermosas en un tiesto como sobre un soporte elevado.

Cómo cuidarlo

Es bastante fácil de cultivar. Emplea tierra de brezo o tierra «especial para helechos».

Esta planta requiere una luz indirecta (800 lux). Colócala en semisombra. Evita tanto el sol directo como la oscuridad.

Necesita una humedad del 60 % como mínimo. La temperatura ideal, entre los meses de marzo y octubre, se sitúa entre los 20 y los 22 °C (no debe descender más de los 15 °C). Durante el invierno, ponla en lugar fresco, a 15 °C.

➡ **Fertilización:** fertilízala una vez al mes en primavera y verano, con un abono «especial para plantas verdes».

➡ **Cambio de maceta:** cámbialo de maceta cada año en primavera, cuando las raíces asomen por los agujeros de drenaje, con un mantillo «especial para helechos».

➡ **Riego:** pulveriza las hojas cada día. Riégalo sólo cuando la tierra empiece a secarse. A esta planta no le conviene la sequía.

Emplea agua no calcárea a temperatura ambiente.

Riégala de manera abundante durante la etapa de crecimiento, pero espacia el riego durante el invierno, procurando que la tierra esté siempre húmeda.

Trucos de profesional

- **Si la punta de las frondas amarillea y se seca:** es que el ambiente es demasiado seco. Aumenta los niveles de humedad. Pon en un plato unos cuantos guijarros a medias cubiertos de agua y coloca el tiesto sobre ellos.
- **Si las hojas pierden el color:** aleja al helecho de la fuente de luz cerca de la que se encuentra.
- **Corta las frondas secas a ras de tierra.** De vez en cuando, despeja algunas frondas de la base.

Manifestaciones alergénicas

Nada que señalar.

La hiedra

Saber reconocerla botánicamente antes de comprarla

De la familia de las Arialáceas, la hiedra (*Hedera helix*) es una planta trepadora o rastrera provista de raíces-crampones que le permiten fijarse sobre un soporte. Esta planta puede alcanzar los 20 metros de altura.

Sus hojas son perennes. Coriáceas, presentan entre tres y cinco lóbulos en las ramas no floríferas. En las ramas floríferas son ovales y enteras. Las flores, solitarias y verdosas, desprenden un intenso olor a miel. Las bayas negras globulosas aparecen durante la primavera del año siguiente.

Cómo cuidarla

Se encuentra a gusto en cualquier lugar de la casa, puesto que es una planta sin complicaciones, que necesita poca luz (800 lux). Detesta el calor y las atmósferas recalentadas.
Resiste las heladas hasta -8°C.

➤ **Fertilización:** no necesita abono.

➤ **Cambio de maceta:** cambia la hiedra de maceta cada dos o tres años, cuando la planta haya cubierto por completo el recipiente.

➤ **Riego:** la tierra debe estar ligeramente húmeda, sin excesos, en primavera y en otoño. Riégala cada diez días. En invierno, ponla en un lugar fresco (10 a 15 °C) y riégala sólo cada quince días.

Trucos de profesional

- **Si la punta de las hojas se seca:** el ambiente es demasiado seco o hace demasiado calor.
- **Si las hojas pierden sus manchas coloreadas:** a la hiedra le falta luz.

Manifestaciones alergénicas

Es raro, pero pueden producirse casos de alergia en las 12 a 24 horas siguientes con el contacto con la hiedra.

La kentia

Saber reconocerla botánicamente antes de comprarla

De la familia de las Arecáceas, la kentia (*Howea forsteriana*) es una palmera originaria del Pacífico. Crece sobre un único tronco o en varios reagrupados en un solo tiesto. El tronco, alto y largo, es de color verde oscuro. En los ejemplares jóvenes está poco desarrollado. Las hojas son palmas pinnadas y arqueadas, largas y anchas, que se inclinan de manera grácil hacia el suelo.

Puede superar con facilidad los 1,50-1,60 metros de altura. Precisa un tiesto de al menos 35 centímetros de diámetro.

Cómo cuidarla

A la kentia le gustan los lugares cálidos (preferiblemente entre 18 y 20 °C) y aireados. No la coloques en un sitio donde la temperatura sea inferior a los 18 °C. Le gusta estar en un lugar soleado. Se recomienda una luz intensa, pero tolera la semisombra. Pero evita el pleno sol y un aire demasiado seco (que a menudo causa la aparición de parásitos). Detesta las corrientes de aire.

➠ **Fertilización:** añádele un abono «especial para plantas verdes», bien diluido en el agua de riego, dos veces al mes, en primavera o en verano.

➠ **Cambio de maceta:** cámbiala cada dos años. Después, basta con renovar la capa de tierra superficial.

➠ **Riego:** mantén la tierra siempre húmeda, pero no empapada. Sobre todo, no permitas que haya agua encharcada en el fondo del tiesto o en el platillo. Riégala copiosamente cada diez días durante el año, una vez por semana en verano y menos en invierno. Pulverízala con regularidad en invierno, cuando la calefacción esté funcionando con toda su potencia.

Trucos de profesional

- **La kentia vegeta:** vive en un entorno muy limitado.
- **Si la punta de las hojas se vuelve marrón:** el ambiente es demasiado seco. Corta con regularidad las puntas secas.

Manifestaciones alergénicas

Nada a señalar.

El nefrolepsis

Véase Helecho, pág. 83.

La nolina

Saber reconocerla botánicamente antes de comprarla

De la familia de las Liliáceas, la nolina (*Beaucarnea recurvata*) se llama también pata de elefante. Esta planta frondosa es originaria de América del Sur, sobre todo de Guatemala.

El tallo grueso forma poco a poco el tronco. Su base hinchada tiene una textura leñosa agrietada y de color claro.

Las hojas se agrupan en forma de penacho en el extremo del tronco. Son coriáceas, estrechas, largas, curvadas, finas, cortantes, acintadas y colgantes. Pueden alcanzar 1,80 metros de longitud.

Las flores, pequeñas y de color blanco crema con trazos malva, aparecen en invierno en los ejemplares adultos.

Cómo cuidarla

¡Puede vivir prácticamente sin tu ayuda! Su tronco constituye una formidable reserva que le permite aguantar mucho tiempo. Plántala en una maceta poco profunda pero ancha. Recubre la superficie de la tierra con pequeños guijarros o con arena.

Le gusta una humedad de un 50 % y una temperatura de 20 °C (no tolera el frío; sobre todo no la pongas en una estancia donde la temperatura no alcance los 8 °C). Tolera el calor, pero no le gusta una sombra excesiva. Exponla a la luz. Puede soportar un poco el pleno sol, pero hay que acostumbrarla de manera progresiva.

➠ **Fertilización:** apórtale abono líquido común una vez al mes, en pequeñas dosis, durante el verano.

➠ **Cambio de maceta:** cámbiala de maceta en primavera, cada tres a cinco años, cuando veas que la nolina se encuentre apretada en el tiesto. Para el cambio emplea una mezcla de tierra bien drenada, de mantillo y de arena, o bien una tierra para cactus.

➠ **Riego:** su tallo tuberoso e hinchado le permite soportar largos períodos de sequía.
La nolina teme los excesos de agua. Riégala con moderación durante el verano: cada diez días es suficiente. Déjala secar entre uno y otro riego. Pulveriza con regularidad las hojas durante el verano. Reduce el riego en invierno: tan sólo dos veces al mes.

Trucos de profesional

- **Si las hojas se abarquillan o amarillean:** tu nolina ha sido atacada por la araña roja.

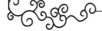

Manifestaciones alergénicas

Esta planta no es tóxica.

La palmera amarilla

Véase Areca, pág. 67.

La palmera bambú

Saber reconocerla botánicamente antes de comprarla

De la familia de las Arecáceas, la palmera bambú (*Rhapis excelsa*) es originaria de Asia, en especial de China. También se la llama palmerita china o rapis. Tiene varios troncos delgados semejantes al bambú que salen de rizomas subterráneos. Puede alcanzar un metro de altura. Sus estipes son bastante finos (de 2 a 3 centímetros).

Las hojas palmeadas, de color verde oscuro, están divididas en segmentos casi hasta su unión con el peciolo.

Las flores amarillas se presentan en racimos. Precisan una intensa luminosidad para aparecer.

Cómo cuidarla

La palmera bambú es fácil de cultivar. Se adaptará bien a las condiciones de tu casa. Le gusta la semisombra o la luz suave tamizada (600 lux). No soporta el sol directo. Evita las corrientes de aire frío.

Le gustará una temperatura que oscile entre los 18 y los 24 °C. No puede estar en una estancia con temperaturas inferiores a los 5 °C. Cuando el aire sea cálido y seco precisará humedad ambiente.

➠ **Fertilización:** apórtale abono líquido, en pequeñas dosis, una vez al mes en primavera y verano.

➠ **Cambio de maceta:** cámbiala de maceta cada cinco años, en primavera.

➠ **Riego:** en verano, procura que la tierra esté siempre húmeda; pulveriza las hojas cada 48 horas. Durante el verano riégala de manera abundante dos o tres veces por semana y espacia el riego en invierno, vigilando que las raíces no se sequen. Emplea agua no calcárea para evitar que las hojas amarilleen.

Trucos de profesional

• **Si las hojas se vuelven negras:** el ambiente es demasiado seco.

Manifestaciones alergénicas

Nada a señalar.

La palmera de areca

Véase Areca, pág. 67.

La palmera de interior

Saber reconocerla botánicamente antes de comprarla

De la familia de las Arecáceas, la palmera de interior (*Chamaedorea elegans*) es originaria de América Central y de México. Esta pequeña palmera crece formando un penacho. De crecimiento lento, puede alcanzar 1,20 metros de altura.

Cómo cuidarla

A la palmera de interior le gusta una exposición con mucha luz y sin sol directo, pero puede vivir algún tiempo con luz tamizada. Agradecerá que la pongas en un tiesto bastante hondo. Tolera bien los ambientes secos.

➡ **Fertilización:** abónala con un fertilizante «especial para palmeras» cada quince días de marzo a septiembre.

➡ **Cambio de maceta:** basta con un cambio de maceta cada cuatro o cinco años.

➡ **Riego:** riégala una vez por semana durante todo el año, dejando que la tierra se seque entre un riego y otro. En invierno, basta con regarla cada diez días. Evita que el agua se estanque en el platillo. Durante el período estival, pulveriza las hojas cada 48 horas.

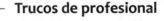

Trucos de profesional

Corta las hojas secas desde la base.

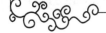

Manifestaciones alergénicas

Nada a señalar.

La palmera enana

Saber reconocerla botánicamente antes de comprarla

De la familia de las Arecáceas, la palmera enana (Phoenix roebelenii) se conoce también como palmera de Roebelen, palmera pigmea o datilera enana. Se encuentra en África, en el Sudeste asiático y en las islas Canarias.

El tronco es grueso y no muy alto. Las palmas son destacadas.

Puede alcanzar una altura de 1,20 metros para un diámetro de 30 centíemtros, y en tiesto puede llegar a los 5 metros de altura. Su crecimiento es muy lento.

Las hojas son pinnadas, curvadas, de un bonito color verde brillante, flexibles y ligeramente colgantes.

Dioica (se dice de las especies en las que las flores macho y las flores hembra se encuentran en troncos diferentes), no florece antes de diez años. Las flores macho son de color crema, y las hembra amarillo-anaranjadas.

Cómo cuidarla

Es bastante fácil de cultivar. Le gustan la luminosidad y el sol durante todo el año. Se encuentra bien en temperaturas que oscilan entre los 18 y los 26 °C; es importante que no descienda más de los 12 °C.

➠ **Fertilización:** añádele un abono «especial para palmeras» cada quince días en primavera y verano. No la abones durante el invierno.

➠ **Cambio de maceta:** cámbiala de maceta en primavera cada dos años.

➡ **Riego:** la tierra debe estar siempre ligeramente húmeda. Pulveriza las hojas con regularidad. Riégala tres veces por semana en verano y tres veces al mes en invierno.

Trucos de profesional

- Colócala cerca del cristal de una veranda o de un invernadero o sácala al aire libre en verano: esto le permitirá gozar de buena salud durante el resto del año.
- Aleja la planta de las fuentes de calor (radiador, chimenea...) durante el invierno.

Manifestaciones alergénicas

Cuidado con las palmas, ya que tienen espinas.

El potos

Saber reconocerlo botánicamente antes de comprarlo

De la familia de las Aráceas, el potos (*Scindapsus aureus,* denominado recientemente *Epipremnum aureum*) es originario de las islas Salomón. Es corriente en Indonesia y en el Sudeste asiático.

Esta planta trepadora o rastrera se desarrolla a través de brotes ramificados de varios metros de longitud. Puede alcanzar 1,50 o 2,50 metros de altura. Las hojas son claramente pecioladas, en forma de corazón y coriáceas. Perennes, son de color verde oscuro con jaspeados amarillos o blancos.

Las flores verdosas, poco frecuentes, aparecen en verano. Se parece un poco al aro.

Cómo cuidarlo

Al potos le gustan los lugares sombreados, donde la luz sea difusa (600 lux), evitando el sol directo. De origen tropical, siente predilección por el calor y la humedad. Prefiere una temperatura que se sitúe entre los 15 y los 25 °C. En invierno, puede tolerar una temperatura comprendida entre los 15 y los 20 °C.

➠ **Fertilización:** añádele fertilizante una vez al mes durante el invierno y dos veces al mes en verano.

➠ **Cambio de maceta:** cámbialo de tiesto cada tres años, preferiblemente en primavera, con una mezcla de arena, turba y mantillo.

➠ **Riego:** en verano, mantén la tierra siempre húmeda, sin dejar que el agua se estanque en el platillo. Riégalo por inmersión con regularidad.

En verano, riégalo dos veces por semana, y una vez por semana en invierno. Puede tolerar períodos de sequía, pero pulveriza regularmente las hojas cuando el calor sea intenso.

En invierno, pulveriza dos veces por semana las hojas con agua tibia.

Trucos de profesional

Si las hojas parecen quemadas: no lo pongas cerca de una ventana orientada al sur, a pleno sol.

Para eliminar el polvo de las hojas: pásales con regularidad una esponja húmeda.

Para que las raíces aéreas se agarren: colócale un tutor.

Las hojas están estropeadas: hace demasiado frío.

Las hojas pierden brillo: a la planta le falta luz.

Las hojas palidecen: a la planta le falta luz.

Aparecen manchas marrones en las hojas: a la planta le falta luz.

Manifestaciones alergénicas

En personas sensibles, la savia puede provocar irritaciones cutáneas.

El rododendro

Saber reconocerlo botánicamente antes de comprarlo

De la familia de las Ericáceas, el rododendro (*Rhododendron sp.*) es un arbusto de floración primaveral. Puede alcanzar 10 o 15 metros de altura, si crece en tierra firme; en maceta, suele ser pequeño.

Las hojas son perennes, ovoidales y coriáceas. Miden de 2 a 3 centímetros de longitud. Son ligeramente pubescentes.

Las flores, en forma de trompeta acampanada o de embudo, pueden ser de color rosa, rosa liláceo, rosa asalmonado, o moteadas de púrpura. Florece en abril y mayo. Las flores perduran varias semanas si el rododendro vive en las condiciones adecuadas.

Cómo cuidarlo

Colócalo en una maceta grande. Pon una capa de drenaje con bolitas de arcilla expandida. Proporciónale una tierra ácida, arenosa, bien drenada y sin rastros calcáreos, preferiblemente enriquecida con mantillo de hojas.

Evita una exposición al sol. Coloca el tiesto en semisombra. Al rododendro le gusta un ambiente fresco, entre 7 y 16 °C. No soporta el calor intenso ni el suelo empapado.

➠ **Fertilización:** abónalo cada quince días desde finales de primavera hasta principios de otoño, con un fertilizante «especial para plantas de tierra de brezo» o añade abono orgánico (como cuerno triturado o estiércol de caballo).

➠ **Cambio de maceta:** cambia el rododendro de maceta cada dos o tres años, después de la floración, con tierra de brezo o con una mezcla de arena, de turba y de mantillo no alcalino.

➠ **Riego:** la tierra no debe secarse. Riégalo con frecuencia por inmersión, preferiblemente fuera de los períodos de floración, para que las flores no se manchen. En verano, riégalo con regularidad, a ser posible con agua de lluvia o, en todo caso, con un agua no calcárea. Espacia el riego en otoño e invierno.

Trucos de profesional

Elimina las flores marchitas para evitar que el rododendro destine parte de su energía a la formación de semillas.

- **Si el rododendro no florece:** el suelo es demasiado rico en nitrógeno o lo riegas demasiado.
- **Al rododendro se le caen las hojas:** puede deberse a un exceso de riego o a falta de agua.
- **Las flores se marchitan y se le caen las hojas:** el rododendro está en una estancia con una temperatura superior a los 21 °C.

Manifestaciones alergénicas

Nada a señalar.

La sanseviera

Saber reconocerla botánicamente antes de comprarla

De la familia de las Asparagáceas, la sanseviera (*Sanseviera trifasciata*) recibe también el nombre de rabo de tigre o lengua de suegra. Es originaria de las regiones tropicales de África occidental. Mide de 30 a 80 centímetros de altura. Rara vez supera 1,50 metros.

Las hojas son largas, rígidas y muy carnosas. Son perennes. Presentan rayas transversales de color verde oscuro o verde claro.

Las flores, blancas y perfumadas, rara vez aparecen en interiores.

Cómo cuidarla

La sanseviera se comporta como una planta crasa. Necesita una ubicación muy clara y soleada. Tolera el pleno sol, pero puede adaptarse a una sombre ligera. Prefiere una temperatura cercana a los 20 °C, pero eso no le impide sobrevivir en ambientes de hasta 10 °C. En invierno, déjala en una estancia poco caldeada (pero no a menos de 15 °C). Le gusta la sequía.

➡ **Fertilización:** en primavera y durante el verano, proporciónale, una vez al mes, un abono «especial plantas crasas»

➡ **Cambio de maceta:** cámbiala de maceta en primavera si la actual se le ha quedado pequeña.

➡ **Riego:** deja que la tierra se seque bien entre riego y riego. Le basta con un riego cada diez o quince días. En invierno, espacia el riego y coloca la planta en una estancia no demasiado caldeada (alrededor de 15 °C).

Trucos de profesional

- **Si las hojas se vuelven marrones o se reblandecen:** la riegas demasiado.
- **Si las hojas palidecen:** a la planta le falta luz.

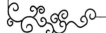

Manifestaciones alergénicas

Todas sus partes son tóxicas. Ten cuidado con las puntas aceradas de las hojas.

El singonio

Saber reconocerlo botánicamente antes de comprarlo

De la familia de las Aráceas, el singonio *(Syngonium podophyllum)* es originario de los bosques tropicales de América Central y América del Sur. También recibe el nombre de planta cabeza de flecha. Es una planta trepadora puede alcanzar 1,50 centímetros de altura.

Las hojas, de un bonito color verde vivo, son ovaladas, triangulares o acorazonadas.

La espádice rodeada de una espata se forma raras veces en interiores.

Cómo cuidarlo

El singonio es una planta de cultivo fácil. Necesita un ambiente caluroso y húmedo. Aprecia una buena iluminación, pero sin sol directo.

➡ **Fertilización:** emplea un abono «especial para plantas verdes» cada quince días, en primavera y verano.

➡ **Cambio de maceta:** cámbialo de maceta cada año, en primavera.

➡ **Riego:** riega el singonio una o dos veces por semana, con agua no calcárea. Si la temperatura supera los 20 °C, pulveriza las hojas diariamente.

Trucos de profesional

El singonio es sensible a los cambios de temperatura: no lo coloques cerca de una ventana, particularmente en invierno (detesta las corrientes de aire frío) o durante los calores estivales.

- **Si las hojas palidecen:** cámbialo de tiesto en primavera.
- **Si las hojas amarillean:** el agua es demasiado calcárea. Riégalo con un agua poco mineralizada.

Manifestaciones alergénicas

Las hojas son levemente tóxicas.

18

Consejos generales
de mantenimiento de las plantas

Diez reglas de oro
para tener bonitas las plantas en casa

1. Cuando compres una planta, elígela bien: procura que se adapte al tamaño de tu vivienda. Un tiesto minúsculo, por ejemplo, queda perdido en una estancia grande. Un ficus inmenso no es adecuado para un apartamento pequeño.

2. Coloca los ejemplares de gran tamaño lejos de las ventanas para no crear zonas de sombra y conservar suficiente claridad en todas partes.

3. Observa a menudo el follaje de la planta: no debe estar mate, ni tener parásitos, ni tallos desnudos, ni manchas que la afeen. Comprueba, asimismo, que las raíces no asomen del tiesto. Si es así, ha llegado el momento de cambiarla de maceta.

4. Para lograr la máxima eficacia en la descontaminación o la humidificación del ambiente, elige preferiblemente plantas con hojas anchas o grandes.

5. Diversifica las especies para descontaminar diversas fuentes de contaminación.

6. Un buen drenaje protege de manera eficaz a las plantas contra los excesos en el riego. Puedes poner en el fondo del tiesto bolitas de arcilla expandida o cáscaras de nuez.

7. La mayoría de las plantas descontaminantes son de origen tropical: pulveriza con regularidad las hojas para que tengan el máximo de humedad.

8. Pódalas una vez al año, en primavera, para que conserven un porte armonioso. Durante el crecimiento, corta con frecuencia el extremo de los tallos de las plantas colgantes para evitar que se despueblen de hojas.

9. Abónalas, pues los recursos de las plantas se agotan a medida que éstas crecen. Elige con preferencia productos biológicos, ya que respetan el medio ambiente.

10. Durante el verano, puedes sacar algunas de las plantas al balcón o al jardín, si lo tienes. Evita las tormentas y el pleno sol, que podrían estropearlas.

Los recipientes

Sea cual sea su volumen o sus formas, el recipiente sirve, sobre todo, como protección y sostén para las raíces de la planta. A la mayoría de las plantas de interior les gusta estar en recipientes (contenedor, jardinera, maceta, tiesto, etcétera) bastante estrechos, para que las raíces puedan enraizarse firmemente alrededor del terrón.

De hecho, la altura del tiesto debe representar entre un cuarto y un tercio de la altura total (parte aérea y raíces) de una planta de menos de 1,50 metros de altura. Si se trata de una planta de más de 1,50 metros, calcula un quinto de la altura total.

Para ayudarte a comprar un tiesto en el comercio, conviene que sepas que se clasifican según su diámetro. Por ejemplo, un tiesto de 18 o 20 centímetros de diámetro permite colocar en él una planta de entre 80 y 1,20 centímetros de altura.

¿Cuándo hay que trasplantarlas?

Cuando la planta parece desmesuradamente grande en relación a su maceta o cuando las raíces asoman por el orificio de drenaje o tapizan todas las paredes internas del contenedor es imperativo un cambio de maceta. Para las plantas jóvenes o las de crecimiento rápido, haz esta operación cada año en primavera, y sólo cada dos o tres años para los ejemplares de mayor edad.

Pequeños trucos: despega con cuidado las raíces del cepellón de las paredes laterales, con la mano o con la ayuda de alguna pequeña herramienta de jardinería. Cuando coloques la planta en su nuevo tiesto, la parte superior del terrón debe llegar a 2 o 3 centímetros del reborde superior de éste. Haz el cambio de maceta y añade mantillo enriquecido, por ejemplo con abono de algas. Al cabo de algunos meses, si el nivel de la tierra en el tiesto baja, añádele mantillo. En el lenguaje de la jardinería esta operación se llama rellenado.

¿Qué exposición o qué orientación?

Por lo general, lo ideal es situar la planta a 1 o 1,50 metros de una ventana, de manera que tenga una buena luminosidad. Cada planta requiere una exposición específica. Pide consejo a tu florista o en el centro de jardinería donde la compres.

Proporciónales la luz que necesitan

⇢ **Si la planta necesita sol directo:** colócala cerca de una ventana orientada al sur, no protegida por ningún visillo ni cortina.

⇢ **Si a la planta le gusta la luz directa tamizada:** colócala cerca de una ventana orientada al sur. Protege el cristal con un visillo en las horas de más calor. O sitúala en una ventana orientada al oeste o al este.

⇢ **Si a la planta le gusta la semisombra:** colócala lejos de una ventana (al menos 2 metros de distancia) o cerca de una ventana que esté siempre cubierta por un visillo, orientada al oeste o al este.

➠ **Si la planta debe estar a la sombra:** colócala en el centro de la estancia, alejada de las ventanas, o ponla detrás de una planta grande.

Algunas plantas toleran de vez en cuando una exposición a la sombra, y temporalmente pueden colocarse al final de una estancia, en el extremo opuesto a las ventanas, como en un pasillo, en un rincón o bajo una escalera. Pero, por la buena salud de tu planta ¡no olvides que se trata de algo temporal!

Plantas para cada orientación

➠ **Para una estancia orientada al norte que reciba poco sol directo y sea bastante oscura:** un buen aislamiento y dobles vidrios son eficaces para limitar las diferencias de temperatura importantes en cada exposición.

Cerca de una ventana orientada al norte, la intensidad lumínica es de 2.200 lux, mientras que si la abertura da al este, ésta es de 10.000 lux. Tenlo en cuenta a la hora de colocar las plantas.

Mi selección: anturio, plantas carnívoras de la familia de las Sarraceniáceas, hiedra

---

El lux es una unidad de medida de la intensidad lumínica.

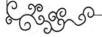

➠ **Para una estancia orientada al sur que reciba un máximo de luz:** es la exposición ideal para las regiones del norte de España. En las regiones del centro y el sur, es preciso que tengan una buena ventilación y un humidificador para aumentar la humedad.

Mi selección: buganvilla, cactus, plantas crasas, estrelitizia, yuca...

➠ **Para una estancia orientada al este que goce de sol directo por la mañana:** es una luz suave, ideal para las plantas. Su único defecto proviene de su tendencia a refrescar rápidamente.

Mi selección: begonia, *Dieffenbachia*, filodendro, singonio...

➠ **Para una estancia orientada al oeste:** la insolación directa se produce al final del día. Es perfecta en las regiones con veranos muy cálidos, pues se puede mantener con facilidad un ambiente templado.

Mi selección: *Catleya*, cocos, ficus...

El riego durante tus ausencias

Si te vas de vacaciones o has de realizar un breve desplazamiento, conviene que sepas que existen kits individuales que garantizan una distribución lenta y regular del agua. Puedes colocar conos de cerámica microporosa de distinto caudal, que proporcionan entre diez y setenta días de autonomía.

Asimismo, en el comercio se encuentran kits capaces de regar varias plantas simultáneamente. En concreto, el agua circula por el sifón y los tubos hasta los conos, distribuyendo poco a poco el agua necesaria para cada planta. Cuanto mayor sea la reserva de agua, más durará el riego.

Enrosca el cono difusor en una botella llena de agua. Dale la vuelta, agujeréala y entierra el cono en la tierra para regar la planta. Concretamente, con una botella de 1,5 l y un cono de 7cl, obtendrás una autonomía de veintiún días para un tiesto con una capacidad de entre 1 y 3 litros.

Anexos

Anexo 1: Las plantas descontaminantes pueden ser alergénicas y/o irritantes

Las plantas descontaminantes tienen propiedades asombrosas, pero pueden resultar peligrosas. Ten cuidado, porque numerosas plantas descontaminantes son tóxicas, algunas de ellas son irritantes y pueden provocar irritaciones cutáneas (eczema), y otras pueden resultar alergénicas y pueden causar problemas respiratorios, alergias u otros trastornos más o menos graves.

¿Qué es una planta alergénica?

Una planta alergénica es la que desencadena una reacción fisiológica anormal como consecuencia del contacto con un alérgeno que la planta produce. Esta reacción se traduce principalmente en manifestaciones cutáneas (rojeces, picores o pápulas, etcétera) o respiratorias (rinitis, congestión pulmonar, asma, etcétera).

En un primer momento se produce una fase que se llama de sensibilización, que corresponde al momento en que el organismo entra en contacto con el alérgeno. En esta primera fase, el sujeto no manifiesta ninguna respuesta anormal. Más tarde, la segunda fase se corresponde con una verdadera reacción alérgica. Se trata de una reacción desproporcionada del sistema inmunitario cuando el organismo entra de nuevo (o continúa) en contacto con el alérgeno.

Una alergia es una reacción que se puede considerar extraordinaria (en el sentido etimológico del término) frente a un alérgeno al cual el organismo ya está sensibilizado. Al producirse el segundo contacto con este alérgeno, la reacción inmunitaria es tan violenta que se convierte en nociva para el organismo. Ahora bien, en la actualidad, cada día estamos en contacto con cada vez más alérgenos, lo que nos hace más vulnerables y más sensibles a ellos. De hecho, en el 84 % de los casos de alergias en adultos, los alérgenos son de origen vegetal. Pueden provocar manifestaciones cutáneas (eczema, urticarias, rojeces, etcétera) o respiratorias (asma, fiebre del heno, etcétera).

¿Qué es una planta irritante?

Una planta irritante provoca lo que se llama una dermitis irritante, es decir, una reacción inmediata de la piel tras el contacto con la zona irritante de la planta (flor, hoja, tallo, bulbo). Este tipo de reacciones no es, por tanto, de origen alérgico.

La irritación puede ser mecánica (pelos, espinas, ganchos, etcétera). Es lo que ocurre, por ejemplo, con la chumbera, cuyos pequeños aguijones especialmente finos situados en la superficie de los tallos penetran en la piel al menor contacto y desencadenan una reacción inflamatoria, así como la formación de micropápulas pruriginosas.

Otra posible fuente de irritación puede ser una sustancia química contenida en la planta a la cual la piel reacciona de inmediato. Algunos vegetales contienen, por ejemplo, cristales de oxalato de calcio. Presentes sobre todo en el bulbo y las raíces, estos últimos provocan rojeces y eczema.

Finalmente, la irritación puede provenir del jugo lechoso (o látex) contenido en las hojas o el tallo de la planta. El ficus (*Ficus benjamina*), por ejemplo, una planta descontaminante muy habitual en nuestros hogares, puede ser muy irritante si se entra en contacto con la savia lechosa de su tallo o sus hojas. Los componentes tóxicos de este látex son, en efecto, sustancias vesicantes y corrosivas para la piel y las mucosas. Lo mismo ocurre con los vegetales de la familia de las Euforbiáceas como el croton.

Precauciones que hay que tomar

Utiliza guantes protectores para manipular las plantas, en especial cuando las cambies de maceta. No emplees la esponja que usas para limpiar y sacar brillo a las hojas para ninguna otra finalidad. En caso de alergia conocida a una planta, sobre todo no la tengas en tu casa.

Anexo 2: Tabla de las principales fuentes de contaminantes

Contaminantes ➡ Fuentes ⬇	Amoníaco	Benceno	Formaldehído	Monóxido de carbono	Ondas magnéticas	Pentaclorofenol	Estireno	Tolueno	Tricloroetileno	Xileno
Aparatos de calefacción				x						
Aparatos eléctricos					x					
Aparatos electrónicos					x					
Blanqueante de la pasta de papel						x				
Aglomerados de madera			x							
Velas, incienso			x							
Cables eléctricos					x					
Calefacción por fuel				x						
Calentador de agua				x						
Chimenea con hogar abierto				x						

Contaminantes ➡ / Fuentes ⬇	Amoníaco	Benceno	Formaldehído	Monóxido de carbono	Ondas magnéticas	Pentaclorofenol	Estireno	Tolueno	Tricloroetileno	Xileno
Cigarrillos	x	x	x	x						
Ceras			x					x		x
Colas			x					x	x	
Cocina de gas				x						
Desodorantes		x								
Detergentes		x								
Tintas	x	x						x	x	x
Rotuladores										x
Horno microondas					x					
Aislantes			x							
Materiales de construcción		x								
Material informático			x							
Muebles								x		
Moquetas			x							
Ordenador					x					
Papeles pintados			x							
Ambientadores domésticos		x								
Parqué			x					x		x
Pinturas	x	x						x	x	x
Poliestireno							x			
Limpiadores	x		x							
Productos de higiene y cosméticos			x							
Resinas										x
Disolventes								x		
Televisor					x					
Tratamiento y protección de la madera						x				
Barnices			x					x	x	x

Anexo 3: Tabla de las plantas más descontaminantes

Contaminantes ➡ Plantas descontaminantes ⬇	Amoníaco	Benceno	Formaldehído	Monóxido de carbono	Ondas magnéticas	Tolueno	Tricloroetileno	Xileno
Aglaonema		xxx	xx					
Aloe	xx	xx						
Anturio	xxxx		xx	xx				xxxx
Árbol de jade	xx		xx		xxxx			
Areca	xx	x	xxxx			xxxx		xxxx
Nolina	xx		xx	xx				x
Azalea	xxx	xx	xx					
Begonia			xx					
Cactus y otras plantas crasas y suculentas cactus antorcha plateada (Cereus peruvianus) o la crásula (Crassula sp.)					xxxx			
Cinta o lazo de amor		xx	xxx	xxxx		xxxx		xx
Crisantemo	xx	x	xxx	xx				
Crotón			xx					
Dieffenbachia			xxx			x		xx
Drácena		xxx	xxx	xxxx		xxx	xx	xxxx
Ficus	xxx	xxxx	xxx			xx	xx	xxx
Árbol del caucho			xxxx					
Helecho común			xxxx					
Gerbera		xx	xx	xxx		xx	xx	xx
Kentia		xxx						
Hiedra		xxxx	xxxx			xx	xx	xx
Palmera bambú	xxxx	xx	xxxx			xx		xx
Palmera enana			xxxx			x		xxx
Palmera de interior	xx		xxx			xx		xxx

Contaminantes ➡ Plantas descontaminantes ⬇	Amoníaco	Benceno	Formaldehído	Monóxido de carbono	Ondas magnéticas	Tolueno	Tricloroetileno	Xileno
Filodendro		xxx	xxxx				xx	
Potos			xxxx	xxxx				
Rododendro	xxx							
Sanseviera		xx	xx			xx	xx	xx
Espatifilo	xxx	xxx	xxx				xx	xxx
Singonio			xxxx	xx				xxx

Notas

_____

_____

_____

_____

_____

_____

_____

_____

_____

_____

_____

_____

_____

_____

_____

_____

_____

Bibliografía

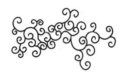

Arnoux, J.-C.: *Jardins d'eau. Réalisation, entretien, plantes et petits animaux.* Éditions Bordas, 2001.

Berthelot, M.: *Entretenez vos plantes d'intérieur.* Éditions Artemis, 2007.

Bourdassou, B.: *Plantes dépolluantes.* Éditions Larousse, col. «Les pas à pas», 2009.

Chaudet, G. y Boixière-Asseraya, A.: *Plantas descontaminantes.* Editorial Océano, Barcelona, 2010.

Godin, J.: «Actions et utilisations de la vegetation littorale et benthique». Curso de la opción «Gestión de ecosistemas», de la licenciatura biología de las poblaciones y los ecosistemas, Universidad de ciencias y tecnología, Lille, 2001.

Greiner, K. y Weber, A.: *Plantas de interior de la A a la Z.* Editorial Everest, León, 2010.

Grollimund, M. y Hannebicque, I.: *Plantes dépolluantes pour la maison.* Éditions Ulmer, 2008.

Grosjean, D. (1985): «Atmospheric reactions of styrenes and peroxybenzoyl nitrate», *Sci. Total Environ.* 46: 41-59.

Lambinon, J.; De Langhe, J.E.; Delvosalle, L. y Duvigneaud, J.: *Nouvelle flore de la Belgique, du Grand-Duché de Luxembourg, du Nord de la France et des régions voisines.* Éditions du Patrimoine du Jardin botanique national de Belgique, 1992.

Moogk, O. y Sörries-Herrnking, B.: *Le Grand Guide du jardin Feng Shui,* trad. de E. Laïs. Éditions Rustica.

Pes, J.-P.: *Plantes d'intérieur et de santé.* Éditions Jouvence, 2009.

VV.AA.: *Le Traité Rustica des plantes d'intérieur.* Éditions Rustica, 2004.

VV.AA.: *Le Truffaut des plantes d'intérieur.* Éditions Larousse, 2009.

Entrevista con Joël Guillemain, profesor asociado en la Facultad de ciencias farmacéuticas de Tours, publicada en el n.° 12 (verano) de la revista *Plantes et Nature.*

Journal de l'Université de Rennes 1, n.° 70 de septiembre-octubre 2009.

Ficha toxicológica sobre el tolueno establecida por los servicios técnicos y médicos del INRS (Instituto Nacional de Investigación y de Seguridad para la Prevención de Accidentes del Trabajo y de Enfermedades Profesionales): N. Bonnard, M.-T. Brondeau, D. Jargot, D. Lafon, O. Schneider.

Revistas *Plantes et Nature.*

Tesis de T. Kirpichtchikova en la Universidad Joseph-Fourier-Grenoble 1 (Ciencias de la Tierra, de la Universidad y del Medio Ambiente), publicada en septiembre de 2009.

Colectivo (1997): «Biologie et écologie des espèces végétales proliférant en France. Synthèse bibliographique», *Les Études de l'Agence de l'Eau n.° 68.*

ASPA, Campaña de medición del formaldehído en los centros escolares y de acogida de primera infancia de la ciudad de Estrasburgo: balance de los niveles medidos, junio 2005, ASPA 05061301-ID.

ASPA, Campaña de medición en lugares públicos de la aglomeración de Mulhouse, noviembre de 2005, ASPA 05113001-ID.

Artículo en el periódico *Le Monde* aparecido el 29 de diciembre de 2010.

Ficha internacional de seguridad química sobre el pentaclorofenol, elaborada en 1993 en el marco de la cooperación entre el programa internacional sobre seguridad química y la Comisión Europea.

Saturnismo: comunicado de prensa del Instituto Nacional de Vigilancia Sanitaria. *Bulletin épidémiologique hebdomadaire* del 27 de mayo de 2010.

Páginas de internet

Hebert, P. (2000), *La vie*, vol. 2002:
http://hebert.phil.free.fr/Aquarium/Vie/index.html

Página del Observatorio de la calidad del aire interior (OQAI, por sus siglas en francés): http://www.air-interieur.org

Huel, G.; Jouan, M.; Frery, N.; Huet, M., *Surveillance de la population française vis-à-vis du risque saturnin*, Inserm, París, 1997. www.invs.sante.fr/surveillance/saturnisme/default.htm

Plomb dans l'environnement. Quels risques pour la santé?, Insderm, París, 1999:
www.ladocumentationfrancaise.fr/rapports-publics/064000679-plomb-dans-l-environnement-quels-risques-pour-la-sante

Informaciones sobre el plomo:
www2.logement.gouv.fr/publi/sante/doc_pdf/plomb.pdf

Página de la Asociación para la Prevención de la Contaminación Atmosférica: www.appa.asso.fr

Irep: registro francés de las emisiones contaminantes:
www.irep.ecologie.gouv.fr/IREP/index.php

Informaciones sobre la ventilación: Guía de Ademe, «Faites respirer votre maison avec la ventilation»: www.ademe.fr

Intoxicación por monóxido de carbono:
http://institutodetoxicologia.justicia.es/wps/portal/intcf_internet/informacion_toxicologica/Intoxicaciones_Frecuentes/Intoxicaciones_monoxido/

Consultar también el artículo de Wikipedia:
http://es.wikipedia.org/wiki/Intoxicaci%C3%B3n_por_mon%C3%B3xido_de_carbono

Conservación de la naturaleza: informaciones sobre la biodiversidad. Informes del Observatorio sobre la Sostenibilidad en España: www.sostenibilidad-es.org/

Liste verte. Jardinería responsable: www.listeverte.com/

Lista de pinturas ecológicas: www.maison-ecolo.com
http://es.ekopedia.org/Planta_anticontaminaci%C3%B3n
www.plantes-et-jardins.com/magazine/fiches

Página oficial de la certificación NF Environnement: para obtener la lista de las pinturas, barnices y productos relacionados con la marca NF Environnement: www.marque-nf.com

Las certificaciones de AENOR (Agencia Española de Normalización y Certificación) son garantía de que una empresa o producto cumple con las normas técnicas:
http://www.aenor.es/aenor/aenor/perfil/perfil.asp
www.jardins-interieurs.com
https://www.univ-rennes1.fr/themes/recherche/

Asiociación Plant'airpur y programa Phytair: www.plantairpur.fr

Plan Nacional de Mejora de la Calidad del Aire (España):
www.magrama.gob.es/es/calidad-y-evaluacion-ambiental/temas/atmosfera-y-calidad-del-aire/calidad-del-aire/

Página del Instituto Nacional de Investigación y Seguridad (INRS, según sus siglas en francés): www.inrs.fr

Página de la Agencia Europea de los Productos Químicos: para obtener más información sobre la clasificación de las sustancias químicas según el reglamento CLP (en inglés). http://echa.europa.eu/web/guest/regulations/clp

Página del CSTB (Centro Científico y Técnico de la Construcción): www.cstb.fr

Página del Instituto Nacional de Prevención y de Educación para la Salud (Inpes): www.inpes.fr

Página de la Agencia Nacional para la Mejora del Hábitat (Anah, según sus siglas en francés): www.anah.fr

Página del Ministerio de Fomento del Gobierno de España, departamento de Arquitectura, vivienda y suelo: www.fomento.gob.es/MFOM/LANG_CASTELLANO/DIRECCIONES_GENERALES/ARQ_VIVIENDA/

Página de la Agencia Nacional de Seguridad Sanitaria de la Alimentación, del Medio Ambiente y del Trabajo (Anses, según sus siglas en francés): www.anses.fr

Ministerio de Sanidad (informes sobre las intoxicaciones por monóxido de carbono, el plomo, el monóxido de carbono, el tabaquismo): www.santé.gouv.fr

Diferentes leyes y mandatos judiciales (y artículos del reglamento de la CE): www.legifrance.gouv.fr

En la Agencia Estatal del Boletín oficial del Estado se puede encontrar información sobre leyes nacionales, autonómicas y comunitarias: www.boe.es/legislacion/legislacion.php

Dirección General de Salud Pública, Calidad e Innovación: www.msc.es/organizacion/ministerio/organizacion/sgralsanidad/dgsaludpublicaF.htm)

Centros Antitóxico (CAP, por sus siglas en francés): www.centres-antipoison.net

Servicio de Información Toxicológica del Instituto Nacional de Toxicología y Ciencias Forenses: http://institutodetoxicologia.justicia.es/wps/portal/intcf_internet/informacion_toxicologica

También hay un servicio de emergencia de información y atención toxicológica, operativo las 24 horas: 91 562 04 20

Las previsiones de Prev'air están disponibles en: www.prevair.org/fr/index.php

Información sobre higrómetros: www.infoagro.com/instrumentos_medida/categoria.asp?k=64

Previsiones sobre la calidad del aire en: http://buldair.org

Página del Instituto Nacional del Medio Ambiente Industrial y Riesgos: www.ineris.fr/

Página del Laboratorio Nacional de Metrología y Pruebas: www.lne/fr

Página del Centro Español de Metrología: www.cem.es/

Del mismo autor

Le Guide du consommateur bio, éditions Josette Lyon, 1998 (reeditado en 2005).

Mémento Calories (coautor), éditions Marabout, 2000.

Les Plantes médicinales du jardin d'Aphrodite (coautor), éditions Médicis, 2000.

Le Guide de votre hábitat, éditions du Dauphin, 2001.

Encyclopédie des plantes médicinales (participación en el Consejo científico), éditions Larousse, 2001.

Bien nourrir les enfants de la génération soda (coautor), éditions Josette Lyon, 2001 (reeditado en éditions Pocket, 2004).

Soigner son jardín au naturel (coautor), éditions Médicis, 2003.

30 plantes pour plaire et séduire, editions du Dauphin, 2003.

Votre beauté par les plantes, éditions de Borée, 2006.

Quels sont les remèdes miracles contre les maux de l'hiver?, éditions Delville, 2004.

Le Boom des médecines naturelles, éditions Delville, 2005.

Comment vaincre sa fatigue?, editions Delville, 2006.

Ces plantes qui révolutionnent la santé, éditions Trajectoire, 2007.

La Pomme, éditions Privat, 2008.

Les Trucs et astuces de ma grand-mère, éditions de Borée, 2009.

Se soigner par les plantes au quotidien, éditions de Borée, 2010.

Pharmacie écologique et pharmacie de voyage, éditions Chariot d'Or, 2011.

Guía de sustancias tóxicas, editorial Sirio, 2012.

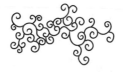

Índice

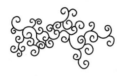

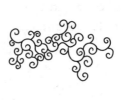